RAPPORT

SUR

L'ALTÉRATION, LA CORRUPTION

ET

L'ASSAINISSEMENT DES RIVIÈRES.

EXTRAIT

DES ARCHIVES DES MISSIONS SCIENTIFIQUES ET LITTÉRAIRES,

TROISIÈME SÉRIE. — TOME PREMIER.

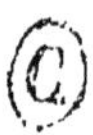

RAPPORT

SUR

L'ALTÉRATION, LA CORRUPTION

ET L'ASSAINISSEMENT DES RIVIÈRES,

PAR M. A. GÉRARDIN,

DOCTEUR ÈS SCIENCES, AGRÉGÉ DE L'UNIVERSITÉ.

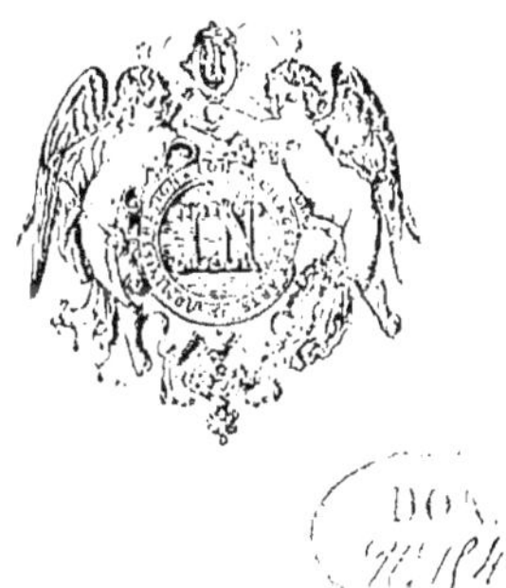

PARIS.

IMPRIMERIE NATIONALE.

M DCCC LXXIV

RAPPORT

SUR

L'ALTÉRATION, LA CORRUPTION

ET

L'ASSAINISSEMENT DES RIVIÈRES.

Chargé par M. le Ministre de l'Instruction publique d'étudier les eaux, tant au point de vue de leur composition chimique que de la nature des êtres qui y vivent, je me propose d'examiner les eaux communes, et plus spécialement celles qui sont modifiées par leur mélange avec les eaux industrielles et ménagères.

« S'il est intéressant pour la société de connaître la nature de ces eaux salutaires dont les effets surprenants ont été tant de fois célébrés dans les fastes de la médecine, il ne l'est pas moins de connaître celles qui sont employées tous les jours pour les besoins de la vie. C'est d'elles, en effet, que dépendent la force et la santé des citoyens. L'examen des eaux communes intéresse la société tout entière, et principalement cette partie active dont les bras sont en même temps et la force et la richesse d'un État [1]. »

Quand Lavoisier écrivait ces lignes, presque tous les cours d'eau étaient d'une pureté suffisante. Cependant de Thou avait dit de Saint-Denis que l'air y était grossier et les eaux mauvaises [2]. Hallé avait reconnu qu'il s'exhalait de la Bièvre, vers son embouchure en Seine, des émanations telles que l'argenterie et la batterie de cuisine y étaient complétement noircies, malgré le soin qu'on avait

[1] Lavoisier, édit. 1865, Imprimerie impériale, t. III, p. 145.
[2] *Hist.* lib. VII, p. 494.

de les entretenir en grande propreté et de les tenir renfermées[1]. Mais, à cette époque, l'altération des eaux était un fait rare. En règle générale, tous les cours d'eau convenaient alors aux usages domestiques.

Depuis une vingtaine d'années, l'altération et la corruption des cours d'eau ont fait de rapides progrès. Un grand nombre de rivières, jadis très-pures, sont devenues des égouts malsains. Tous les cours d'eau du département de la Seine se sont successivement infectés; il en est de même dans la plupart des départements industriels et manufacturiers.

En Angleterre, l'altération des rivières est devenue un fléau public. Le gouvernement dut intervenir, et, en 1868, la Reine nomma une commission près des hautes chambres du Parlement, *to inquire into best means of preventing the pollution of rivers.*

La Senne, à Bruxelles, la Sprée, à Berlin, sont aussi corrompues que la Vesle, à Reims, et que la Mersey et la Ribble, à Liverpool et à Manchester.

L'altération des eaux courantes est due invariablement à une même cause : les égouts qui viennent y déverser les eaux industrielles et ménagères. Cette pratique remonte à la plus haute antiquité. Tite-Live désigne le cloaque de Tarquin comme étant le *receptaculum omnium purgamentorum urbis*[2]. Ce cloaque débouchait dans le Tibre. Les eaux sales de l'égout devaient se noyer dans la rivière, qui se chargeait de les entraîner et de les rejeter à la mer[3].

Mes études se sont portées principalement sur le bassin du Croult, que j'ai examiné dans tous ses détails.

Ce bassin a pour limites :

Au sud, les hauteurs qui couronnent la partie septentrionale de Paris, Champs-Élysées, boulevard Malesherbes, rue d'Amsterdam, rue de Clichy, rue Blanche, rue des Martyrs, rue Rochechouart, faubourg Poissonnière, faubourg Saint-Denis, faubourg Saint-Martin, faubourg du Temple, rue Oberkampf, Père-Lachaise, etc.

[1] *Mémoires de la Société de médecine*, t. X, p. LXXVII.

[2] *Hist.* lib. I, cap. LVI.

[3] Donec ab Iliaca placidus purgamina Vesta
Detulerit flavis in mare Tibris aquis.
(Ovide, *Fastes*, VI, 237.)

A l'est, les hauteurs de Pantin, Romainville, Noisy-le-Sec, le Raincy, Vaujours, Villeparisis, la Villette-aux-Aulnes, le Tremblay;

Au nord, Louvres, Sarcelles;

A l'ouest, Montmorency, Sannois, Argenteuil, Colombes.

Ce périmètre correspond exactement aux trois anciennes provinces : la France, l'Aulnay, le Parisis.

Les principales communes renfermées dans le périmètre de ce bassin sont, outre celles que nous venons d'indiquer :

Dans Paris, les 17e, 18e, 19e et 20e arrondissements;

Hors Paris, Arnouville, Aubervilliers, Blancménil, Bobigny, Bondy, Bonneuil, le Bourget, Crèvecœur, la Courneuve, Clichy, Saint-Denis, Deuil, Drancy, Dugny, Épinay, Ermont, Enghien, Garges, Saint-Gratien, Gonesse, Groslay, Levallois-Perret, Livry, Montmagny, Montmorency, Noisy-le-Sec, Saint-Ouen, Pantin, Pierrefitte, Sarcelles, Sevran, Stains, Villetaneuse, etc.

La ville de Saint-Denis est le point le plus bas de ce bassin; toutes les eaux industrielles et naturelles s'y réunissent pour s'emboucher dans la Seine. Leur abondance a beaucoup contribué à sa prospérité industrielle. L'abbé Lebœuf[1] dit que, pour ce qui est de la nature du commerce des habitants de Saint-Denis, ce qu'il a trouvé de plus ancien est un catalogue de proverbes usités à Paris vers l'an 1300; on disait alors : soie de Saint-Denis. Les *Miracles de saint Louis*, écrits en français vers 1280, font mention de la rivière Ruillon, à Saint-Denis, où *on appareillait des draps.* Les archives municipales de cette ville possèdent le *Livre vert*, recueil manuscrit des ordonnances des *humbles abbez de Saint-Denis en France et sires temporeux de la ville de Saint-Denis, sans personnerie d'autrui*, dans lequel j'ai trouvé les ordonnances de 1299, 1336, 1382, qui règlent les professions des nombreux teinturiers, foulons et drapiers de cette juridiction. Les registres du parlement en 1353 renferment les pièces d'un procès de la part des teinturiers de Saint-Denis. Ces teinturiers préparaient, au moyen de la guède (*Isatis tinctoria, crucifère*), le bleu de Saint-Denis ou bleu de France, que l'indigo, importé d'Amérique, ne détrôna qu'après un siècle de concurrence.

Le cours d'eau le plus étendu du bassin qui nous occupe est le *Croult*.

[1] *Hist. de la banlieue ecclésiastique de Paris*, 1754, t. III, p. 241.

Cette rivière, appelée autrefois *Crodoldunus, Crotaudus, Crotanus, Crou, Crould,* prend sa source près de Louvres, traverse Gonesse, Garges, Dugny, et se jette dans la Seine à Saint-Denis; son embouchure était près du moulin de Brise-Échalas, avant que la création du canal, en 1820, ne la fît reporter un peu plus en aval.

Les observations géologiques que j'ai faites indiquent que le Croult a dû traverser deux grands lacs. Le premier s'étendait de Gonesse à Garges; le second, de Dugny à Saint-Denis. Le village de Stains était bâti sur le bord de ce second lac. De là lui vint son nom de *Stagnum* ou *Stagna,* qu'il portait avant le XIIIe siècle.

Le procédé employé pour dessécher ces deux lacs fut le même dans les deux cas : on établit un canal de chaque côté du lac, et entre ces deux canaux un troisième canal fut ménagé pour recevoir les égouttures des terres.

Cette distribution des eaux est indiquée avec une grande netteté dans la carte 26 du *Theatrum orbis terrarum,* par Abraham Ortelius (*Antuerpiæ,* 1598), dans le *Théâtre des Gaules,* de Boisseau (1642), et dans le *Théâtre du royaume de France,* de Le Clerc (1626).

C'est ainsi que, à la sortie de Gonesse, au moulin d'Étif, le Croult se sépare en deux branches : l'une passe à Arnouville, l'autre à Bonneuil. Ces deux branches se réunissent à Garges.

De même, à Dugny, le Croult se sépare en deux branches : l'une, appelée le Rouillon, passe à Stains; l'autre, qui garde le nom de Croult, traverse la Courneuve. Ces deux branches se réunissent à Saint-Denis, route de la Briche.

Le ruisseau qui se trouve entre le Croult et le Rouillon, au milieu de l'ancien lac, a conservé son ancien nom, la *Vieille-Mer.*

Il ne m'est pas possible de préciser l'époque à laquelle ces travaux furent exécutés. Mais ils sont certainement antérieurs au XIIIe siècle. Le trou provendier de Dugny et le canal du Croult sont mentionnés dans plusieurs actes du XIIIe siècle. Je n'en citerai qu'un seul. En 1207, Matthieu de Montmorency démolit le trou provendier de Dugny et rompit les berges du Croult, pour inonder les prairies de Henri, abbé de Saint-Denis. Simon de Montfort, arbitre dans ce différend, prononça la sentence suivante : « De præbendario aquæ Dugniaci confracto, dixi ut dominus M. de Montemorenciaco, de prabendario ipso destructo et de ruptura aquæ Crotaudi quod injuste fecerat, quia non debebat, sicut ipsemet recognovit, veniret in capitulum B. Dionysii et in eodem capitulo, à domino abbate et monachis similiter humiliter peteret se inde absolvi [1]. »

Au XVIIe siècle, les abbés de Saint-Denis relevèrent le plan d'eau du Croult et modifièrent son tracé par le château de Marville et la Courneuve. A la même époque, suivant une transaction en date du 29 décembre 1664, passée au parlement du Châtelet entre le cardinal de Retz, abbé de Saint-Denis, et Achille du Harlay, seigneur de Stains [2], ce dernier releva le plan d'eau du Rouillon et lui donna son cours actuel.

[1] *Hist. généalogique de la maison de Montmorency*, par Du Chesne, 1624, p. 78.

[2] Je crois devoir publier ici le texte inédit de cette transaction, qui règle actuellement encore les rivières de Saint Denis :

« Transaction passée entre messire Achilles de Harlay, procureur général du Roy, d'une part, et Hypolite Rousseau, correcteur en la Chambre des comptes, au nom et comme procureur fondé de procuration de M[r] le cardinal de Rais, abbé de St Denis, d'autre; par laquelle, pour terminer les contestations des parties sur ce que ledit Sr de Harlay se plaignoit que les eaux qui passent par le canal ou rivière de Rouillon sortant par l'ouverture faite au bord de la rivière de Croust proche Dugny, que l'on nomme le trou provendier, causant depuis quelques années un tel débordement, que les prairies à lui appartenans le long du cours d'eau de ladite rivière de Rouïllon ont été inondées par le moïen de trois petits canaux appelez busines, faites au-dessous du canal de ladite rivière de Croust pour recevoir les eaux qui viennent du village du Bourget, auxquelles on a donné cours par les prez dudit Sr de Harlay, sans aucun droit ni titre, au lieu de les laisser écouller par leur cours ordinaire, et que d'ailleurs le chenet du moulin de Romaincourt avoit été relevé : ce qui faisoit encore enfler les eaux d'avantage et les faisoit déborder dans lesdits prez, et autres prétentions dudit Sr de Harlay.

« A été convenu et accordé que ledit trou provendier demeurera réduit, suivant les procès verbaux des officiers du baillage de St Denis des 1 et 2 septembre et 23 décembre 1664, ainsi qu'il est à présent, savoir : de 17 pouces de largeur et de 2 pieds et pouce de hauteur, sans que ledit Sr de Harlay ni ses successeurs puissent prétendre que ledit trou provendier puisse avoir plus grande largeur ou hauteur, et sans que la rouë et chenet du petit moulin d'auprès de Dugny qui est sur ladite rivière de Rouïllon puissent être baissez, et sans aussi que le chenet du moulin de Romaincourt puisse être haussé, mais seront entretenus en l'état qu'ils sont à présent et dont sera dressé procès verbal, que ledit Sr de Harlay souffrira et donnera passage à toutes les eaux venant du Bourget par ses prez à l'endroit où le canal a été fait et est à présent, lequel ledit Sr de Harlay fera curer et entretenir à ses frais, sans que les busines par lesquelles lesdites eaux passent puissent estre baissées mais seulement élargies

Dans l'intérieur de Saint-Denis, le Croult se partage en deux branches par un trou provendier qui porte la date de 1674. Ce trou provendier est à la sortie du parc de la maison d'éducation de la Légion d'honneur. L'une des branches, appelée Croult inférieur, traverse sous une voûte les cours et bâtiments de la Légion d'honneur et de l'Hôtel-Dieu. L'autre, appelée Croult supérieur, met en mouvement le moulin Choisel. Ces deux branches se réunissent à l'abreuvoir du cours Chavigny, en amont des Moulins-Réunis, que dom Félibien appelle Moulins du Dos-d'Asnes.

autant qu'il sera jugé nécessaire pour donner le cours facile et entier auxdites eaux. Que les deux petits fossez des deux petites busines qui sont à costé de la grande qui est vis à vis du cours dudit canal venant du Bourget seront curez aux frais dudit Sr de Harlay, en sorte que l'eau qui en découle vienne se rendre dans le canal qui est vis à vis de la grande busine et qu'elle n'en puisse estre détournée. Que le canal de la rivière de Rouïllon à commencer du quay tirant au moulin de Romaincourt sera rendu le plus droit que faire se pourra et les sinuositez autant qu'il sera possible ostées aux dépens dudit Sr de Harlay, qui sera tenu de faire faire lesdits ouvrages et qui fournira pour cet effet le passage dans ses héritages; et le vieux cours de ladite rivière lui demeurera, et moïennant ce que dessus, pourra ledit Sr de Harlay faire construire un moulin seulement sur ladite rivière de Rouïllon sur le fonds à lui appartenant, pour y moudre bled et autres grains, à la charge qu'il sera tenu de faire passer le chenet de sondit moulin à telle hauteur que les eaux venant dudit trou provendier ayent leur libre cours et ne puissent engorger le petit moulin de Dugny, étant sur ledit canal de Rouïllon et appartenant audit seigneur cardinal abbé, la liberté demeurant toute entière aux habitans tant du village de Stains que des autres villages et lieux circonvoisins de venir moudre au petit moulin de Dugny et à celui de Romaincourt et à tous autres moulins dépendants tant de ladite abbaye que d'autres seigneurs ou particuliers, ainsy qu'ils ont fait par le passé et font encore à présent, sans que ledit Sr de Harlay les puisse aucunnement empescher, pour quelque cause et occasion que ce soit, de moudre en tel moulin qu'il leur plaira. Sera tenu ledit Sr de Harlay de faire curer et entretenir à ses frais le canal qui passe par ses prez, ensemble ladite rivière depuis ledit canal jusqu'au moulin qu'il veut construire, et de donner cours dans la rivière de Rouïllon au-dessus du moulin de Romaincourt tant aux eaux qui sortent de son moulin de Stains que des autres sources qu'il prétend faire tomber sur ledit moulin par lui projetté de construire sur ladite rivière de Rouïllon, pour en fortifier le cours et, à cet effet, faire faire les canaux et ouvrages nécessaires et iceux curer et entretenir à ses dépens. Au moïen de quoi toutes contestations terminées et assoupies. Passé devant Denotz et son confrère, notaire au Chatelet de Paris, le 29 décembre 1664.

« Ratification de ladite transaction par ledit seigneur abbé par acte passé par devant ledit Denotz notaire le 12 mars 1665. » (*Archives nationales*, section historique LL., 1199, f. 189.)

Suivant l'abbé Lebœuf[1], ce sont ces moulins que le roi Eudes a donnés au trésorier de Saint-Denis par une charte en date du 2 mai 894[2].

Le Croult reçoit plusieurs affluents; les principaux sont :

Le *petit Rosne*, qui a sa source à Sarcelles, et se perd dans le Croult, près la grille du château d'Arnouville;

La *Morée*, appelée autrefois Bazeray, allant du Tremblay à Dugny par Villepinte, Blancménil et Pont-Iblon;

La *Molette*, qui part de Bondy, traverse le Bourget, passe sous le Croult par une busine, sur la Vieille-Mer par un aqueduc, et se jette dans le Rouillon, conformément à la transaction de 1664 entre le cardinal de Retz et Achille du Harlay;

Enfin, le *ru de Montfort*, qui se jette dans le Croult à Saint-Denis, au lieu dit *l'Hermitage*.

Ce cours d'eau a subi depuis trois siècles de grandes modifications dans son tracé. D'après les cartes d'Ortelius (1598), Le Clerc (1626), Boisseau (1642), Du Val, Jollain (XVIIe siècle, sans date), Sanson d'Abbeville (1648), le ru de Montfort a trois sources à Aubervilliers: le Vivier, le Goulet de la Fontaine, et une troisième source non dénommée. La réunion de ces trois sources forme le Merderet, qui traverse Saint-Denis et va se jeter dans le Croult au moulin du Dos-d'Asnes. Une autre rivière non dénommée a ses sources à Bobigny et à Drancy, traverse la Courneuve et débouche dans le Croult près du château de Marville. Cette rivière de Bobigny a été détournée dans le Merderet au XVIIe siècle. Le Merderet a sa source à Bobigny et son embouchure au moulin du Dos-d'Asnes, sur les cartes de Jean Boisseau (1651), Sanson d'Abbeville (1679), Académie des sciences (1674-1678), Jaillot (1690), dom Félibien (1704), Delisle (1711), Jouvin de Rochefort (1714), N. de Fer (1717), De la Vigne (1725), l'abbé de la Grive (1740), etc.

Au XVIIIe siècle, le Merderet cessa de traverser Saint-Denis. On le détourna dans le fossé des fortifications, démolies sous Louis XV par Ragot, bailli de Saint-Denis. Il suit le cours Ragot et se jette à l'Hermitage dans le Croult. La *Carte des départements, dressée*

[1] *Hist. ecclés. de la banlieue de Paris*, t. III, p. 244.

[2] *Histoire de l'abbaye de Saint-Denis*, de Doublet, 1625, p. 810.

conformément aux décrets de l'Assemblée nationale du 13 et du 19 janvier 1790, donne le tracé du Merderet, sous le nom de *ru de Montfort*, de Bobigny à l'Hermitage.

Vers 1810, les sources du ru de Montfort à Bobigny ayant tari, on a reculé l'origine de ce ru jusqu'à Noisy-le-Sec.

Actuellement le ru de Montfort va de Noisy-le-Sec à l'Hermitage; il n'est alimenté par aucune source naturelle; il n'est formé que par les eaux pluviales, ménagères et industrielles des localités qu'il traverse.

A ces cours d'eau principaux il faut ajouter :

Le *ru d'Enghien*, formé par le lac d'Enghien; il alimente les pièces d'eau du château de la Briche, démoli pendant le siége de Paris en 1870, et les fossés du fort de la Briche;

La *rivière du Coquenard*, qui formait un étang de 40 arpents, desséché en 1840 pour la construction du chemin de fer du Nord;

Le *ru de Villetaneuse*, qui se jette dans le Rouillon à l'Hermitage;

Le *ru de Stains*, qui vient du parc de Stains et se perd dans le Rouillon au moulin de Romaincourt.

Près la Courneuve se trouve la *fontaine Saint-Lucien*, qui passe sous le Croult et se jette dans la Vieille-Mer, après avoir alimenté les fossés du château ruiné de Champ-Tourterelle.

Les cours d'eau créés récemment dans le bassin de Saint-Denis sont : le *canal Saint-Denis*, pourvu de douze écluses et abrégeant de vingt kilomètres le trajet par la Seine, et le *collecteur du Nord*, égout des 17e, 18e, 19e et 20e arrondissements de Paris. Ce collecteur reçoit les eaux de la voirie de Bondy et celles de la rigole d'assainissement d'Aubervilliers. Son débit est de 43978 mètres cubes par jour. Il déverse annuellement en Seine, au pont de l'île Saint-Denis, 152208 kilogrammes de résidus, renfermant 6157 kilogrammes d'azote, et représentant une valeur théorique de plus de 5 millions de francs, s'il était utilisé comme engrais.

Le bassin de Saint-Denis est dans des conditions essentiellement favorables pour les études hydrologiques. On y trouve non-seulement un réseau de rivières présentant un développement considérable, mais encore des puits forés dans des couches géologiques différentes, des sources naturelles sulfureuses, ferrugineuses, séléniteuses, calcaires, etc.; des ruisseaux d'eau chaude provenant de diverses usines, des eaux plus ou moins altérées par l'industrie. Des conditions aussi diverses produisent des effets curieux, qui sont devenus l'objet de mes études et que je vais indiquer brièvement.

Dès que les eaux s'altèrent, les poissons qui peuplent le cours d'eau éprouvent un malaise évident. Ils remontent à la surface, s'engourdissent et, si l'altération persiste, ils ne tardent pas à périr. Souvent ils se réunissent en troupes serrées vers les points où arrivent quelques filets d'eau pure. Si on les force à quitter cette station, on les voit bientôt mourir.

Le 14 août 1869, à la suite d'un orage, un égout industriel coula accidentellement dans le canal Saint-Denis. Aussitôt les poissons remontèrent à la surface à demi pâmés. Pendant vingt-quatre heures, on put les prendre à la main.

Le 25 juillet 1869, l'altération de la Seine ayant augmenté brusquement, le poisson mourut de Saint-Denis à Chatou. Vers Argenteuil surtout, le désastre fut très-considérable; sur les deux rives de la Seine, les poissons morts formèrent un banc de deux mètres de largeur moyenne sur une longueur de cinq kilomètres. Les municipalités des communes riveraines durent faire enlever et enterrer ces innombrables cadavres, dont la décomposition se faisait sentir au loin.

Le 5 novembre 1858, quand le Croult commença à s'infecter, tous les poissons périrent dans les étangs de Dugny.

La plupart des mollusques périssent dans les eaux infectées, et la décomposition de leur corps se fait en très-peu de temps. A l'air, ils peuvent se dessécher sans mourir. Ils reviennent à la vie quand on les remet dans l'eau, après plusieurs mois de léthargie. Aussi, dès qu'un cours d'eau s'infecte, les mollusques remontent le long des herbes, s'y cachent sous les feuilles et attendent que le danger ait disparu pour redescendre dans l'eau. En juillet 1869, quand les poissons moururent en Seine, les limnées restèrent cinq jours hors de l'eau et ne redescendirent que le sixième jour.

Le cresson de fontaine ne peut vivre dans les eaux infectes.

Il y a quelques années, une féculerie établie à Louvres (Seine-et-Oise) laissa écouler ses eaux industrielles dans le Croult, en amont des cressonnières de Gonesse. En quelques heures, tout le cresson fut détruit. Un procès civil s'ensuivit; le tribunal condamna la féculerie aux dommages et intérêts, et défendit que l'eau de féculerie fût dorénavant envoyée à la rivière. Les cressonnières, rétablies bientôt après, sont actuellement en pleine vigueur.

Si l'altération de l'eau augmente, la rivière perd sa limpidité; l'eau devient opaline, d'un gris ardoisé; la filtration ne peut lui donner de la transparence. La surface se couvre d'écumes persistantes. Dans le fond, il se forme une vase noire, épaisse et fétide, d'où les bulles de gaz se dégagent incessamment en plus ou moins grande abondance. L'eau répand alors une odeur sensible, qui me semble rappeler celle de l'acide sulfhydrique. Cette odeur n'est pas due à des sulfures, puisque je ne lui ai trouvé aucune action sur les composés du plomb ni sur l'argent.

Peu après apparaissent les sulfures et le dégagement d'hydrogène sulfuré qui agit sur les sels de plomb. Il y a peu d'années, le Croult et le Rouillon dégageaient de l'hydrogène sulfuré en abondance. Sur tout le cours de ces rivières, l'argenterie et la batterie de cuisine noircissaient en quelques heures, comme Hallé l'observait en 1790 à l'embouchure de la Bièvre. Les murailles des moulins prenaient la teinte plombée qu'on observe quelquefois dans les cabinets d'aisances mal tenus. Vainement on essayait, comme à l'Hôtel-Dieu de Saint-Denis, de se préserver de ces émanations délétères par des portes matelassées. Rien n'y faisait; l'hydrogène sulfuré se répandait partout aux environs.

On prétend que les chevaux et les vaches préfèrent les eaux altérées aux eaux pures. Il est certain que ces animaux boivent volontiers l'eau de mare. Mais il est bien certain aussi que, quand l'infection des eaux prend une certaine forme non encore déterminée, les animaux la refusent, et sont bientôt pris de tranchées, si on les force à en boire.

Dans ces conditions, l'eau a une saveur particulièrement désagréable; elle détermine des crampes d'estomac, quelquefois des nausées et des diarrhées plus ou moins persistantes. Si on a ingéré une quantité notable de cette eau, les accidents s'aggravent et la mort peut en être la conséquence.

A Gonesse, en juillet 1869, un enfant tomba dans une fosse remplie d'eau de fabrique; on le retira aussitôt; dans les premiers moments son état n'inspira aucune inquiétude; mais le lendemain il mourut en présentant les symptômes d'un empoisonnement.

A la même époque, un accident semblable arriva à un ouvrier de Stains; il tomba dans le Rouillon, put sortir de l'eau, et alla se sécher dans une maison, où il conta sa mésaventure. Quelques heures plus tard, il succomba, malgré les soins empressés dont il fut l'objet.

La distinction entre les eaux saines et les eaux infectées ne peut reposer ni sur la couleur, ni sur l'odeur, ni sur la saveur, ni sur l'analyse chimique. En effet, les matières solides en suspension dans l'eau peuvent en modifier la couleur sans lui enlever aucune de ses bonnes qualités. L'odeur peut induire en erreur. Une eau peut être profondément altérée sans répandre aucune odeur; telles sont les eaux de papeterie, de féculerie, de sucrerie et même de boyauderie, à la sortie des fabriques.

Si on proscrit l'odeur sulfureuse, il faudrait regarder comme insalubres les eaux d'Enghien et celles de la plupart des puits artésiens de Gonesse, de Saint-Denis et d'Aubervilliers, dont la salubrité est incontestable.

La saveur est un réactif qu'on ne doit employer qu'avec la plus grande circonspection, à cause des accidents graves que les eaux infectées peuvent produire sur l'économie.

L'analyse chimique ne renseigne pas suffisamment sur l'altération des eaux. Si on tient une eau parfaitement salubre renfermée pendant quelque temps dans un flacon bien bouché, son analyse élémentaire donnera toujours les mêmes résultats, et cependant il est bien certain qu'avec le temps elle a éprouvé des modifications profondes et a perdu sa bonne qualité. Ce fait se vérifie journellement sur les approvisionnements d'eau potable que l'on embarque à bord des navires.

Chaptal était, sans doute, bien pénétré de cette vérité lorsqu'il disait que ceux qui s'occupent de l'examen des eaux ne peuvent qu'analyser le cadavre de ces liquides.

Pour esquisser à grands traits la distinction qui sépare nettement les eaux saines des eaux infectées, j'ai proposé en 1868, au conseil municipal de Saint-Denis, la définition suivante :

Une eau est saine lorsque les animaux et les végétaux doués d'une organisation supérieure peuvent y vivre. Au contraire, une eau est infectée lorsqu'elle fait périr les animaux et les végétaux doués d'une organisation supérieure et qu'elle ne peut nourrir que des infusoires et des cryptogames.

L'année suivante, en rendant compte d'une note que je présentais à l'Académie des sciences (séance du 29 novembre 1869), M. Dumas disait :

« Il n'existe pas de meilleur moyen de fixer le caractère d'une eau que de constater si dans cette eau peuvent vivre les poissons et les plantes aquatiques. Les poissons y meurent-ils? Les plantes y dépérissent-elles? Le caractère est certain : l'eau est infectée et ne peut servir aux usages domestiques. Au contraire, si les poissons et les plantes aquatiques peuvent y vivre, on peut considérer l'eau comme bonne.

« J'avais indiqué, continue le secrétaire perpétuel, comme obligation à imposer aux cultivateurs qui se serviraient des eaux d'égout de la ville de Paris pour fertiliser leurs champs, d'avoir à ne les laisser écouler dans la Seine que lorsqu'elles auraient passé par un petit canal d'épreuve, où l'on mettrait du poisson et des plantes appropriées. Si le poisson mourait, c'est que l'eau n'était pas encore désinfectée, et il convenait de ne pas la rejeter à la Seine. La méthode est simple et à la portée de tous. Une eau peut être considérée avec certitude comme impure et malsaine quand les poissons ne peuvent pas y vivre[1]. »

Toutes les herbes vertes ne sont pas également sensibles à l'altération de l'eau.

Le Cresson de fontaine me semble la plus délicate des plantes aquatiques; sa présence caractérise les eaux excellentes. Les Épis d'eau et les Véroniques ne poussent que dans les eaux de bonne qualité.

Les Roseaux, les Patiences, les Ciguës, les Menthes, les Salicaires, les Scirpes, les Joncs, les Nénuphars, s'accommodent des eaux médiocres. Les Carex vivent dans les eaux très-médiocres.

Enfin il résulte de mes observations que l'*Arundo phragmites* est la plus robuste des plantes aquatiques. Elle survit la dernière et continue à croître et à se développer dans les eaux les plus infectes.

Parmi les mollusques, la *Physa fontinalis* ou *Bulla* ne vit que

[1] *Journal officiel*, 1869, p. 1538, col. 2.

dans des eaux très-pures; la *Valvata piscinalis*, dans les eaux saines; la *Limnæa ovata* et *stagnalis*, le *Planorbis marginatus*, dans des eaux ordinaires; la *Cyclas cornea*, la *Bitinia impura* et le *Planorbis corneus*, dans des eaux médiocres. Aucun mollusque ne vit dans les eaux infectées, ou du moins jamais je ne les ai observés vivants dans les eaux complétement corrompues.

J'ai trouvé une vérification très-nette des principes que je viens d'indiquer, en examinant les bords de la Seine dans toute la partie de son cours comprise entre l'île de la Grande-Jatte, à Neuilly, et le barrage de Bezons, c'est-à-dire sur une étendue de 20 kilomètres environ.

M. Claparède, constructeur à Saint-Denis, avait eu l'obligeance de mettre à ma disposition un des canots à vapeur en acier qu'il construisait pour la marine de l'État. Le petit vapeur franchissait rapidement les distances et bravait tous les courants; son faible tirant d'eau nous permettait de le faire approcher des atterrissements plus près qu'on n'aurait pu le faire avec un bateau ordinaire. Toutes les touffes d'herbes croissant dans l'eau ont été explorées; les mollusques attachés à ces herbes ont été examinés, et quand il était nécessaire, la drague ramenait de la vase, qui était soumise à l'analyse microscopique. Pendant toute la durée de ces excursions, l'étiage est resté constamment à 2 mètres au pont Royal.

A 200 mètres en amont de la pointe de l'île de la Grande-Jatte, dans le grand bras, la Seine présente toutes les conditions de pureté. Le fond est un sable blanc, solide; il ne répand pas l'odeur de vase. L'examen microscopique y fait découvrir des débris de végétaux en voie d'altération peu avancée. Les Crevettes d'eau, les Poissons, sont très-abondants. Les principaux mollusques sont les *Physa*, les *Unio*, les *Natices*, les *Limnées*. Les végétaux les plus abondants sont: le Cresson de fontaine, *Juncus*, *Zanichellia palustris*, *Myriophyllum spicatum*, *Carex*, *Sparganium simplex*, *Nymphæa*, Sagittaires. Sur une pierre ramenée par la drague croît une éponge.

Depuis l'île de la Grande-Jatte jusqu'à l'embouchure du collecteur, la Seine garde le même aspect, la même faune, la même flore.

De la bouche du collecteur sort un flot noirâtre, qui s'avance jusqu'au milieu du courant. La vase recueillie à la bouche même du collecteur est grise; elle n'est pas putride. L'examen microscopique y fait voir des débris de paille, des poils, des cheveux et des trachées de plantes isolées par la digestion, comme on en observe dans les matières fécales.

Devant Clichy, sur toute la longueur du chemin de halage, est un banc d'atterrissement formé de détritus organiques. Par moment, de grosses bulles de gaz ramènent du fond des masses noires; partout de petites bulles de gaz se dégagent abondamment; l'hélice du bateau, en agitant l'eau, fait exhaler une odeur très-forte. Absence de végétation.

Du côté d'Asnières, l'eau d'égout n'arrive pas jusqu'à la berge. On y voit les mêmes végétaux et les mêmes mollusques qu'à l'île de la Grande-Jatte. Cependant j'y ai cherché inutilement la *Physa fontinalis*.

Au pont de Clichy, la Seine forme trois bras séparés par deux îles. Dans le bras gauche, on trouve les mêmes végétaux et les mêmes mollusques que précédemment. Absence de la *Physa fontinalis*. L'eau d'égout ne paraît pas atteindre la rive gauche. Le bras du milieu est un mélange d'eau pure et d'eau d'égout. Les Crevettes y sont rares, les Limnées sont abondantes; larves de Planorbes, Sangsues, Cresson peu abondant, Sagittaires, Scirpes, Roseau à balai. La vase est grise, peu odorante, formée de matières organiques épuisées à l'état granuleux. Le bras droit a tous les caractères de l'eau d'égout. Il n'y a ni végétaux ni mollusques.

A la pointe, en aval de l'île de Robinson, il s'est formé un atterrissement de débris organiques; la vase est poisseuse, peuplée de larves rouges; odeur putride. Le microscope fait voir des débris organiques très-atténués, des lambeaux déchirés et surtout une grande quantité de poils. L'atterrissement semble être formé principalement de ces poils.

Des îles de Clichy à l'île Saint-Ouen, la masse de l'eau semble s'améliorer. Les détritus légers continuent à flotter à la surface. Quelque végétation (*Carex*); mais les atterrissements empêchent de faire approcher le bateau.

A l'île Saint-Ouen, dans le bras gauche, la végétation est forte. Phragmites, Sagittaires, Potamogéton; quelques Crevettes, beaucoup de Limnées, Sangsues. Des bulles de gaz se dégagent de la vase. Dans le bras droit, quelques *Phragmites* et quelques *Carex*. Les atterrissements ne permettent pas de les approcher.

En face des premières maisons de Saint-Denis, la vase est noire, elle a une odeur de tourbe ou de vidange. Absence de végétation. Au microscope, on voit des globules de matières tinctoriales.

Dans le petit bras de l'île Saint-Denis, et surtout vers son extrémité inférieure, l'eau redevient belle et bonne. *Ranunculus sceleratus, Juncus compressus, Nymphæa, Polygonum aquaticum, Carex riparia, Iris fœtida, Potamogeton, Sparganium simplex, Myriophyllum.* — Crevettes d'eau, Sangsues, larves de Libellules, Ditiques, *Bitinia impura, Ancilla palustris, Paludina aquatica, Planorbis albus, Limnæa limosa, Unio pictorum, Cyclas cornea;* et vers l'extrémité, quelques *Valvata piscinalis* et *Physa fontinalis.*

Dans le grand bras, entre Saint-Denis et l'île Saint-Denis, absence de végétation sur la rive droite, quelques herbes sur la rive gauche.

A l'embouchure du collecteur du Nord, odeur de pétrole, vase formée par les débris organiques les plus variés : poils, épiderme, trachées végétales, corps gras, plaques membraneuses.

A l'embouchure du canal, vase abondante, peu de végétation.

A l'embouchure du Croult, Sangsues noires. La vase renferme cheveux, poils, épiderme, débris végétaux, matières colorantes en plaques.

Depuis le collecteur du Nord jusqu'à Épinay, la rive gauche ne présente aucune plante aquatique; sur la rive droite, la Seine est sale; elle dégage des bulles de gaz et a une forte odeur de vase; atterrissements formés de débris organiques.

A Épinay, près du ru d'Enghien, quelques *Carex riparia* et *Arundo phragmites,* Sangsues; absence complète de mollusques.

A Argenteuil, les bords sont des marnes gypseuses. Il n'y a aucune végétation sur les deux rives.

Au pont du chemin de fer d'Argenteuil, peu de végétaux; *Carex* et *Polygonum natans,* Sangsues; réapparition des mollusques par la *Bitinia impura* et le *Planorbis corneus.*

Dans le bras gauche de l'île de Bezons, le sol est du loess. Peu de végétation : *Polygonum natans, Carex, Iris, Nymphæa, Juncus.* Dans le bras droit, *Phragmites communis* et quelques *Rumex.*

Au-dessous de l'île, en face de la première maison de Bezons,

Juncus compressus, *Iris*, *Carex*, *Phragmites*; — *Bitinia impura*, *Planorbis corneus*, *Planorbis albus*, *Planorbis carenatus*.

Pont de Bezons, peu de végétation. *Rumex*. Apparition de Têtards, de Grenouilles.

Barrage de Bezons. Le bras gauche seul est ouvert. *Phragmites* et *Nymphæa*; Limnées.

Carrière Saint-Denis. *Phragmites*, *Juncus compressus*; frai de Limnées, *Bitinia impura*, *Planorbis complanatus*.

Au delà du barrage de Bezons, l'influence de l'égout semble être nulle.

La végétation aquatique est très-forte à Chatou, Bougival, Marly, Maisons-Laffitte. Elle diminue en quantité vers Poissy, Meulan, Juziers, Mantes, où la Seine est admirablement belle.

Les égouts de Paris déversés en Seine agissent à la façon des engrais. Quand l'engrais est trop abondant, les plantes ne poussent pas; si l'engrais s'atténue, on a le maximum de fertilité; et lorsque l'engrais s'épuise, l'abondance de la végétation diminue.

On voit par ce qui précède que les végétaux phanérogames et les mollusques esquissent à grands traits les caractères des différentes eaux. Quelquefois ils manquent complétement, et quand ils se rencontrent dans un cours d'eau, ils peuvent être liés à la constitution géologique du sol, aussi bien qu'à la nature chimique de l'eau dans laquelle ils vivent.

Pour donner plus de précision à l'analyse, j'ai examiné les végétaux cryptogames et principalement les algues.

Les Cryptogames sont la base de toute création organisée. Ce sont les premiers êtres qui apparaissent, et leurs débris, agissant comme engrais, préparent les générations douées d'une organisation plus complexe. Quand les êtres supérieurs périssent, les Cryptogames, reprenant leur empire, en assiégent les débris, s'y multiplient rapidement et les décomposent à l'envi.

Parmi les Cryptogames, les algues sont particulièrement remarquables. Elles ne peuvent se développer que dans l'eau; c'est une conséquence nécessaire de l'infériorité de leur organisation. Elles s'amarrent indistinctement à tous les corps solides et s'y cramponnent sans rien leur emprunter pour leur existence. Si la nature du sol est indifférente sur le développement des algues, la nature de l'eau a sur elles une grande influence. Quand une modification se produit dans l'eau, les algues ne tardent pas à se modifier, grâce à leur fécondité et à la courte durée de leur existence. Elles sont douées d'une respiration très-active; l'oxygène qu'elles exhalent décompose rapidement les matières organiques qui infectent l'eau. Elles contribuent puissamment à l'assainissement naturel des eaux altérées par des matières organiques en décomposition.

Guidé par ces considérations, j'ai cru devoir examiner avec soin si on ne pourrait pas prendre les algues comme un réactif fidèle et caractéristique de l'état de pureté, d'altération ou d'insalubrité de l'eau. Les animalcules infusoires, souvent confondus avec les algues, peuvent servir comme elles à caractériser la qualité des eaux.

C'est ainsi que j'ai analysé les différentes rivières du bassin de Saint-Denis, après avoir constaté que ces rivières ne renfermaient ni poissons ni mollusques, et qu'il n'y poussait aucune autre herbe verte que l'*Arundo phragmites*.

Les plaintes relatives à la rivière du Croult devinrent plus vives et plus fréquentes à partir de 1858.

Consultés à ce sujet, le conseil de salubrité de l'arrondissement de Pontoise (16 janvier 1865) et le conseil d'hygiène de Seine-et-Oise (29 mars 1865) demandèrent la réglementation du Croult et de ses affluents. Cette réglementation fut établie par l'arrêté du préfet de la Seine, du 2 mai 1866, et par l'arrêté identique du préfet de Seine-et-Oise, du 2 août 1867. Le conseil d'hygiène du département de la Seine fut consulté par le préfet de police. Voici le résumé des conclusions adoptées par ce conseil, le 28 novembre 1865 :

« Dans le département de Seine-et-Oise sont exploitées, sur ce cours d'eau, plusieurs industries, telles que féculeries et distilleries de betteraves, qui le salissent et y répandent des principes d'infection. On constate facilement l'exactitude de ce fait en remontant cette rivière au delà de Gonesse. Avant d'arriver dans cette localité, l'eau du Croult est pure et potable; au-dessous de Gonesse, elle s'altère et contracte une odeur désagréable.

« A partir de cette dernière commune, les établissements de

blanchisseurs, les teinturiers et diverses autres fabriques déversent dans le Croult des liquides colorés et impurs, de telle sorte qu'il arrive à Saint-Denis dans des conditions déplorables. Dans cette ville, de nouvelles causes d'insalubrité viennent s'ajouter à celles qui résultent de l'exploitation des industries; car les eaux ménagères des maisons particulières, les eaux sales provenant du balayage d'une partie des ruisseaux de la ville, et même les urines des fosses d'aisances sont dirigées dans le Croult. On ne peut donc être surpris de la vivacité des réclamations qui ont été adressées à l'Administration, au nombre desquelles il faut placer en première ligne celle de M. le grand chancelier de la Légion d'honneur, parce que la rivière du Croult traverse la maison impériale et coule sous les fenêtres mêmes de l'infirmerie de cet établissement. Les visites faites par le conseil de salubrité ne purent que confirmer les plaintes dont l'Administration était saisie; il reconnut que toutes les mesures de précaution imposées jusqu'à ce jour n'avaient pu amener une amélioration notable, et il exprima l'avis, après une discussion approfondie du rapport fait par la commission, que le seul remède au mal était de couvrir d'une voûte la rivière du Croult dans toute la traversée de la ville de Saint-Denis ou de construire un égout latéral au cours d'eau, dans lequel seraient déversées les eaux industrielles et ménagères[1]. »

Cet avis du conseil d'hygiène fut transmis par le préfet de police a la ville de Saint-Denis, qui fit observer que, si on couvrait les rivières d'une voûte, cette mesure amènerait la suppression de cent quatre-vingts établissements industriels en activité sur ces rivières et occupant trois mille ouvriers. L'exécution des travaux conseillés fut ajournée, et le conseil municipal délégua un de ses membres, M. Lelièvre, pour rechercher s'il ne serait pas possible de trouver une autre combinaison permettant de concilier les intérêts de l'hygiène, ceux de l'industrie et ceux de la ville.

L'eau du Croult a été analysée en 1868 par MM. Durand-Claye, ingénieurs des ponts et chaussées.

Cette analyse a donné les résultats suivants :

[1] Rapport général sur les travaux du conseil d'hygiène publique et de salubrité du département de la Seine, rédigé par M. Lasnier, secrétaire du conseil d'hygiène, 1870, p. 157.

COMPOSITION DES EAUX DU CROULT.

INDICATION DES SUBSTANCES.		DATES des PRISES D'ÉCHANTILLONS. 19-20 août.	1er octobre.
Matières volatiles ou combustibles....	Azote....................	0^{L},004	0^{L},003
	Autres matières organiques...	0 ,209	0 ,202
	Total partiel..........	0^{L},213	0^{L},205
Matières minérales.	Acide phosphorique, alumine..	0^{L},012	0^{L},010
	Potasse..................	0 ,010	Réuni à divers.
	Soude....................	0 ,026	*Id.*
	Chaux....................	0 ,194	0 ,157
	Magnésie.................	0 ,035	Réuni à divers.
	Résidu insoluble..........	0 ,017	0 ,020
	Divers...................	0 ,161	0 ,177
	Total partiel..........	0^{L},455	0^{L},364
	TOTAL GÉNÉRAL........	0^{L},668	0^{L},569

OBSERVATION. — Le dépôt solide laissé par 1 mètre cube de ces eaux est de 0^{L},035.

M. André, ingénieur civil, a examiné l'eau du Croult au point de vue hydrotimétrique. La rivière, prise en amont de Saint-Denis, était ce jour-là, par exception, assez limpide (28 avril 1867). M. André a obtenu les résultats suivants[1] :

Titre total..........................	64° Hydrom.
Carbonate de chaux......................	0,350
Sulfate de chaux........................	0,189
Sels de magnésie........................	0,122
TOTAL....................	0,661
Acide carbonique par litre................	0,015

[1] *Notice sur les eaux de Saint-Denis et de Saint-Ouen*, 1868.

Cet ingénieur ajoute :

« Les blanchisseries placées sur le Croult sont si nombreuses que, à certains moments, le titre du cours d'eau diminue considérablement; il est vrai que c'est aux dépens de sa pureté. Ainsi, le 11 juillet 1867, le Croult inférieur, à la buanderie de l'Hôtel-Dieu, avait une odeur de pourriture et marquait 45° hyd. Le même jour, le Croult supérieur, rue du Pont-Godet, avait une odeur d'œufs pourris et marquait 48° hyd. Le 17 août, au même point, même odeur, titre seulement 39° hyd. »

En 1862, M. Robinet a trouvé que le titre hydrotimétrique des puits artésiens de Saint-Denis variait entre 40° et 44° hyd.

En 1865, M. P. Morin a trouvé 44° hyd. pour les mêmes puits.

Le Croult, dans Saint-Denis, a donc à peu près le même titre hydrotimétrique que les puits artésiens de la ville, bien qu'il en diffère beaucoup au point de vue de la pureté et de la salubrité. Ce n'est donc ni l'analyse hydrotimétrique, ni l'analyse chimique qui peuvent renseigner sur la corruption et l'altération des eaux des rivières.

Quand j'ai commencé mes observations en septembre 1868, la campagne des féculeries et des sucreries venait de s'ouvrir.

Le Croult est couvert d'écumes blanches, persistantes. L'eau semble noire, mais en la puisant avec précaution dans un vase, on reconnaît qu'elle est blanchâtre. La coloration en noir est due à la vase du fond de la rivière. Elle a un goût de vase très-prononcé et très-désagréable. Elle a une odeur d'œufs pourris particulièrement repoussante, qu'on ne peut confondre avec l'odeur des eaux d'Enghien ou des puits artésiens de Stains. La vase est noire; elle a plus de 1 mètre d'épaisseur; elle a si peu de consistance qu'on ne peut, avec la drague, en ramener que des quantités insignifiantes. La surface de la vase est couverte d'une pellicule blanche, sans consistance. Le linge qu'on lave à la rivière contracte une odeur très-désagréable, qui rappelle l'odeur bien connue des algues en putréfaction. Sur ce linge, on voit des taches d'une matière muqueuse blanche que des ouvrières enlèvent avec une brosse quand le linge est sec. Sur les roues hydrauliques, il se forme des dépôts considérables de cette même matière blanche. On retrouve encore cette matière sur les vannes, les barrages, les pierres de niveaux. Le Croult la dépose partout sans que les grilles puissent l'arrêter.

Les poissons ne peuvent vivre dans la rivière; ils moururent tous en 1858, et on n'en a jamais revu depuis cette époque.

Aucune herbe verte ne croît dans le Croult, sauf, de loin en loin, quelques Phragmites.

On peut suivre facilement l'action funeste des eaux du Croult à leur jonction avec des eaux pures, comme celles du petit Rosne à Arnouville ou celles de la Morée à Dugny. Le Cresson pousse dans les eaux pures. Au point où se fait le mélange des eaux, les extrémités de quelques branches de Cresson vont plonger dans le Croult. Aussitôt les crasses blanches s'y déposent, le Cresson jaunit et meurt.

Il m'a été impossible de trouver aucune coquille vivante dans le Croult. Je n'y ai vu aucune algue verte, ni adhérente ni flottante.

En un mot, aucun être vivant, animal ou végétal, ne paraît pouvoir vivre dans la rivière. Les animaux refusent d'en boire; les canards et les grenouilles évitent son eau empestée.

J'ai examiné au microscope, avec un grossissement de 600 diamètres, ces crasses blanches si abondantes. Ce sont des *Beggiatoa alba*, algues de la famille des Oscillariées, ordre des Nématogènes. Rabenhorst en donne le diagnose suivant[1] :

« Trichomata simplicia, tenuissima, hyalina, muco involuta, non vaginata, libera, solitaria vel aggregata, rigida, oscillantia; cytioplasma pallidissime albidum, punctis asterisciformibus primum in fascias dispositis, deinde inordinatis notatum. »

Il résulte de cet examen que, lorsque le Croult est assez infecté pour faire périr toutes les herbes vertes et tous les animaux aquatiques, lorsqu'il dégage l'hydrogène sulfuré en abondance, il existe encore un être vivant, et un seul être, qui s'accommode d'un pareil milieu. C'est une algue microscopique de un à trois millièmes de millimètres de diamètre. Elle est flottante dans l'eau, qu'elle rend opaline, et elle encrasse les roues hydrauliques à tel point, qu'un meunier m'affirmait en avoir détaché plus de 20 kilogrammes en réparant la roue de son moulin. Ce sont ces *Beggiatoa* qui forment, en se décomposant, cette vase tourbeuse, si abon-

[1] *Flora Europaea Algarum aquae dulcis et submarinae*. Lipsiae, 1868, sect. II, p. 93.

dante, et si légère qu'il est impossible de l'enlever avec des dragues. L'analyse chimique des *Beggiatoa* indique que le soufre entre en quantité notable dans leur composition.

En août, ou, au plus tard, en septembre, le Croult commence à se couvrir de *Beggiatoa*. Cet état va sans cesse en augmentant jusqu'en mars. Alors la saison du travail se termine dans les féculeries et les sucreries. L'infection du Croult entre dans une nouvelle phase.

De tous les points du lit et des berges de la rivière s'élèvent des crasses noires qui viennent flotter à la surface. Elles s'amoncellent en amont des grilles et des barrages. Cependant, on ne peut les y arrêter. Elles se brisent contre les barrages de paille, les traversent et se reforment en aval. Elles forment sur le linge et les étoffes des taches noires adhérentes. Le lavage devient presque impossible. Les riverains ont remarqué qu'elles sont surtout abondantes quand le soleil donne sur l'eau. Elles se produisent même dans les baquets lorsque l'eau y est mêlée avec un peu de vase.

J'ai examiné ces crasses noires au microscope. Au milieu des *Beggiatoa alba* en voie de décomposition, on trouve en grande quantité une autre algue. Cette algue est l'*Oscillaria natans*, caractérisée par le diagnose suivant[1] :

« Oscillaria primum limicola, deinde natans, pulchre æruginea, siccata chalibeo-viridis, longe radians; trichomatibus subæqualibus, plerumque leviter flexuosis, ad apicem parum attenuatis, articulis distinctis, diametro duplo brevioribus, ad genicula parum constrictis, dissepimentis granulosis, apiculo extremo recto, obtuse acutato; cytioplasmate pallide æruginco, subtilissime granulato. »

Les *Oscillaria natans* envahissent le Croult jusqu'au moment du curage des rivières.

Le curage dure toute la deuxieme semaine de juin. Le dimanche, on détourne à Dugny le Croult dans le Rouillon. Le lundi matin, on commence le curage du Croult, qui doit être terminé le mercredi soir. Le jeudi, on ferme le trou provendier de Dugny. Le Croult reprend son cours, et le Ronillon est mis à sec. Le vendredi et le samedi, on procède au curage du Rouillon. Le troisième

[1] Rabenhorst, p. 104.

dimanche de juin, on rouvre le trou provendier de Dugny et les deux rivières reprennent leur cours normal [1].

Est-il nécessaire de dépeindre ici ces rivières pendant le curage, les ouvriers souillés par cette boue noire et liquide, les tombereaux laissant derrière eux de longues traînées dans la ville de Saint-Denis, l'odeur qui se répand au loin? Les plaintes très-vives adressées à l'Administration ne sont que trop fondées.

Après le curage, l'eau coule noire pendant plusieurs jours. Souvent on est obligé de détourner de nouveau les eaux et de recommencer un second curage dans les premiers jours de juillet.

Enfin cette opération est entièrement terminée; l'eau s'est éclaircie, l'odeur a diminué, la rivière s'assainit. Quelques *Carex* commencent à pousser; on aperçoit quelques *Bitinia impura*, quelques *Cyclas cornea*. Mais bientôt, c'est-à-dire vers le milieu d'août, les féculeries et les sucreries reprennent leurs travaux; les écumes blanches reparaissent, les *Carex* jaunissent, les mollusques meurent, les *Beggiatoa* reparaissent, et ces accidents ramènent leur triste cortége de plaintes, de menaces, de violences, de haines, de grèves et de procès.

Telle était chaque année l'histoire du Croult et du Rouillon, histoire attestée par les plaintes des maires, des conseils municipaux, du grand chancelier de la Légion d'honneur, et par les délibérations approfondies du conseil d'hygiène et de salubrité du département de la Seine.

L'infection de la Molette est à peu près identique à celle du Croult : une féculerie importante et une fabrique de glucose

[1] Le curage du Croult et du Rouillon se fait encore aujourd'hui conformément à la sentence arbitrale d'Amaury de Meullent et de Nicolas d'Antvilliers, réglant, en 1244, cette question entre les héritiers de Matthieu de Montmorency et l'abbé de Saint-Denis : «Item de aqua Crotani pronunciamus et arbitramur unanimiter quod, cum post siccitatem redierit ad cursum suum, non impediatur quia libere fluat, sicut ante siccitatem fluere solebat. De purgatione alveoli et jactu pronunciamus et arbitramur, verbis ipsius cartæ adhærentes, quod servientes B. Dionysii debent et possunt purgare alveolum et jacere lutum ex utraque parte ripæ, cujuscumque fuerit terra quæ ripis adhæret, quantum longe purgator potest jacere de alveolo cum pala sua, nec aliquis potest vel debet impedire jactum.» (*Hist. généal. de la maison de Montmorency*, par Du Chesne, 1624, p. 101.)

établies au Bourget y envoient leurs eaux industrielles. Ces eaux produisent des effets semblables à ceux que j'ai indiqués pour le Croult : écumes persistantes, dégagement abondant d'hydrogène sulfuré, absence de poissons, de mollusques et d'herbes vertes, sauf l'*Arundo phragmites;* vase noire, fétide, impalpable, dont l'épaisseur varie de 1 mètre à 1^{m},60 dans le canal de la Molette, entre le Croult et le Rouillon.

Le mauvais état de la Molette est aggravé par les eaux de la voirie de Boudy, qui s'écoulent souvent par la Molette au lieu de suivre l'égout spécial construit pour cet usage. Il en résulte que, pendant toute l'année, la Molette est infectée par les *Beggiatoa alba;* de plus, la vase est extrêmement peuplée de larves blanches. Ces larves sont celles de l'Éristale gluant, qu'on appelle communément *vers à queue de rat.* Elles ne vivent que dans les eaux les plus corrompues, dans les mares puantes et peu profondes. Elles semblent affectionner les fosses d'aisances et les eaux de vidange croupissantes. Ces larves ne peuvent s'élever à la surface de l'eau. Elles ne sont pas conformées pour la respiration aquatique; leur corps se termine par une queue formée d'articles susceptibles de rentrer les uns dans les autres, et pouvant devenir très-longue. L'animal respire en élevant cette queue à la surface de l'eau.

En un mot, les *Beggiatoa,* quelques Phragmites et des larves d'Éristales gluants sont les seuls hôtes de la Molette.

La Vieille-Mer passe sous le canal de la Molette. Ses eaux seraient très-belles, si les habitants de Stains n'avaient pas l'habitude de crever les berges de la Molette et de la détourner ainsi dans la Vieille-Mer, pour ne pas la laisser écouler dans le Rouillon.

Rien n'est plus variable que l'aspect de la Vieille-Mer : si elle ne reçoit pas la Molette, elle se couvre d'herbes, parmi lesquelles les *Rumex* et les *Polygonum hydropiper* se font remarquer par leur abondance. Mais si on y détourne la Molette, tout périt et la Vieille-Mer se tapisse des *Beggiatoa* de la Molette.

Le ru de Stains et le ru de Villetaneuse reçoivent chacun les eaux industrielles d'une féculerie; par conséquent, écumes blanches, vase abondante, eau opaline, hydrogène sulfuré et végétation de *Beggiatoa alba* ou d'*Oscillaria natans*, suivant la saison.

Le ru de Montfort, autrefois Merderet, a depuis plusieurs siècles une réputation d'insalubrité justement méritée. Le rapport général sur les travaux du conseil d'hygiène et de salubrité du département de la Seine, de 1859 à 1861, p. 154, présente ainsi l'état de la question :

« L'état d'insalubrité du ru de Montfort, dans la plaine Saint-Denis, n'a cessé, depuis plusieurs années, de soulever des plaintes fondées. Elles se sont renouvelées en 1861 et ont été l'objet d'un examen approfondi de la part de notre collègue, M. Maillébiau, ingénieur en chef du département, qui nous prête un concours si éclairé et si actif.

« Le meilleur parti à prendre, conclut M. Maillébiau, pour en finir avec les nombreuses plaintes qu'on ne cesse d'adresser à l'Administration, ce sera de recourir, ainsi que le demandent MM. les inspecteurs principaux et le directeur de la salubrité, à la construction d'une voûte qui, étant restreinte aux points où cette opération serait réellement utile, n'entraînerait qu'une dépense assez modérée. C'est ce qui a déjà été pratiqué pour le cours Ragot à Saint-Denis, et ce qu'on devrait pratiquer, sans plus de retard, jusqu'à l'extrémité du parc dépendant de la maison impériale de la Légion d'honneur.

« Dans une semblable prévision, qui ne saurait manquer de se réaliser à une époque peu éloignée, il ne paraîtrait pas opportun d'imposer aux usines autorisées de nouvelles sujétions, qui leur seraient fort onéreuses. Une semblable rigueur paraîtrait d'autant moins admissible que la ville de Saint-Denis reçoit dans son sein trois autres cours d'eau infects, le Rouillon, la Vieille-Mer et le Croult, véritables égouts à découvert qui forment des causes d'insalubrité tout aussi graves que celles attribuées au ru de Montfort. Dans un avenir prochain, l'Administration supérieure se trouvera amenée à voûter, au moins dans le voisinage des centres d'habitation, tous ces cours d'eau, dont l'infection est croissante, par suite de l'extension des usines insalubres qui se multiplient dans la plaine Saint-Denis. C'est là l'objet d'une mesure générale fort utile, qui devra s'étendre au ru de Montfort et qui seule fera cesser, en leur donnant entière satisfaction, les plaintes incessantes dont le conseil est périodiquement saisi. »

Parmi les usines incriminées se trouvaient une cartonnerie et une boyauderie. Les eaux provenant de ces établissements ont été analysées en 1868, d'après l'ordre du tribunal civil de la Seine, par M. Boutmy, chimiste expert près du tribunal.

Voici les nombres que M. Boutmy a donnés dans son rapport :

EAU SORTANT DU CANIVEAU DE LA CARTONNERIE.

Eau		994,30
Matières organiques		1,50
Acide sulfurique	1,78	
Hydrogène sulfuré	0,32	
Chaux	0,45	4,20
Chlore	0,35	
Divers	1,30	
TOTAL		1,000,00

J'ai observé qu'à la sortie de la cartonnerie ces eaux sont claires et limpides; mais, un peu plus loin, elles se troublent, et, au pont de Crèvecœur, c'est-à-dire au point où elles se jettent dans le ru de Montfort, elles sont blanches et précipitent abondamment.

Je les ai soumises à l'analyse microscopique. Les fibres de cellulose y sont rares; c'est à peine si on observe quelques trachées végétales déroulées et des débris d'épiderme facilement reconnaissables à leurs stomates. Il paraît donc incontestable qu'au moyen des fosses de décantation on arrête la cellulose qui peut être entraînée. Mais les matières organiques dissoutes ne peuvent pas être arrêtées par les grilles. Aussi ces eaux très-claires sont loin d'être salubres. Depuis la cartonnerie jusqu'au pont de Crèvecœur, c'est-à-dire sur une étendue de près de 2 kilomètres, les dépôts blancs qu'on observe dans le ruisseau du Vivier ne sont autre chose que des Bactéries.

Les Bactéries sont des infusoires qui ont été signalés et étudiés par Spallanzani[1], Gleichen[2], Leuwenhoek[3], Dujardin[4].

Dujardin fait des Bactéries le premier genre de la famille des Vibrioniens.

[1] *Op. Phys.* I, p. 35.
[2] *Infus.* p. 75.
[3] *Arc. nat.* p. 40 et 308.
[4] *Hist. nat. des Zoophytes*, 1841, p. 212.

Ces infusoires sont caractérisés par leur corps filiforme roide, devenant plus ou moins distinctement articulé par suite d'une division spontanée imparfaite. Ils sont doués d'un mouvement vacillant non ondulatoire.

Les Bactéries de la fabrique de carton d'Aubervilliers sont les *Bacterium termo* (*Monas termo* de Muller), animalcules filiformes cylindriques, de deux à cinq fois aussi longs que larges, un peu renflés au milieu. Leur longueur est d'environ 3 millièmes de millimètre; leur diamètre varie de 18 à 6 dix-millièmes de millimètre. C'est le plus petit de tous les infusoires et le premier terme de la série animale. Il se montre en nombre infini dans les infusions animales et végétales. Il y forme des amas comme des essaims. On a remarqué qu'il ne vit à côté d'aucune espèce animale; il est toujours seul. Dès que d'autres espèces animales viennent à se multiplier près de lui, il disparaît; mais si la dissolution, trop fétide, détruit les autres animalcules, il reparaît aussi abondant qu'il était d'abord.

On a constaté qu'il ne se produit que dans les liqueurs alcalines. On trouve le *Bacterium termo* dans le pus de certaines tumeurs et dans les liquides animaux altérés par quelques maladies.

La présence de ces Bactéries explique pourquoi les cultivateurs d'Aubervilliers regardent les eaux de la cartonnerie comme funestes aux animaux et même aux végétaux, et leur attribuent la propriété d'engendrer des maladies aux mains.

Quand les eaux de la cartonnerie, venant par le ruisseau du Vivier, se mélangent aux eaux ménagères d'Aubervilliers, amenées par le ruisseau du Goulet de la Fontaine, pour former le ru de Griveron et déboucher dans le ru de Montfort, les Bactéries disparaissent complétement. Les *Beggiatoa alba* apparaissent; mais ils sont bien moins abondants que dans le Croult, le Rouillon, la Molette, le ru de Stains et le ru de Villetaneuse. Ils rendent l'eau un peu opaline et se déposent sur les corps immergés.

La présence des *Beggiatoa*, dans ce cas, me semble intéressante pour deux motifs : d'abord, on voit qu'ils succèdent aux Bactéries dès que l'eau éprouve une très-légère amélioration; en second lieu, je dois faire remarquer que, si les *Beggiatoa alba* sont caractéristiques pour les eaux de féculerie, la réciproque de cette proposition n'est pas vraie, les *Beggiatoa alba* pouvant se trouver dans des eaux infectées qui ne sont pas mélangées de jus de pomme de terre.

J'ai dit qu'une boyauderie envoyait aussi ses eaux industrielles au ru de Montfort. Analysées par M. Boutmy, par ordre du tribunal civil de la Seine, ces eaux renfermaient :

ANALYSE DE L'EAU DE LA BOYAUDERIE DE CRÈVECOEUR.

Eau	998,75
Matières organiques	0,50
Matières minérales	0,75
TOTAL	1,000,00

Je les ai analysées au microscope. En sortant de l'usine, elles sont claires et limpides, peu odorantes; elles n'entraînent que des quantités insignifiantes de débris de boyaux. Mais elles tiennent des matières putrescibles en dissolution. En effet, si on porte en aval de l'égout de la boyauderie des sangsues ou des vers rouges qui vivent en amont, on voit tout de suite ces animaux manifester une grande souffrance et périr après quelques instants.

Aucune herbe ne pousse dans le ru de Montfort en aval de cet égout. Le ru répand d'abord l'odeur de bouillon gâté, un peu plus loin l'odeur de cadavre. L'eau reste cependant limpide et incolore; elle coule sur un fond vert émeraude du plus bel éclat.

En écartant avec beaucoup de précaution la matière verte dont l'épaisseur est inappréciable, on trouve une couche mince d'un beau rouge, et au-dessous, la vase noire, volumineuse, sans consistance. Les corpuscules verts qui tapissent le lit de la rivière sont les *Euglena viridis*, les corpuscules rouges sont les *Euglena sanguinea*. Je ne saurais expliquer pourquoi les Euglènes rouges se trouvent au-dessous des Euglènes verts au lieu d'être mélangés sur un même niveau. Il m'est impossible, faute de preuves, de décider si la couleur est due à l'âge des Euglènes ou au milieu dans lequel ils se trouvent.

Dujardin fait des Euglènes le troisième genre de la famille des Eugléniens. Les Euglènes sont des infusoires généralement colorés en vert ou en rouge et de formes très-variables. Le plus souvent, ils sont oblongs, fusiformes ou renflés au milieu pendant la vie, contractés en boule dans le repos ou après la mort. Leur longueur varie de 9 à 5 centièmes de millimètre. Vers l'extrémité antérieure, ils ont un ou plusieurs points rouges, de là leur nom d'Euglènes. D'une entaille en avant part un filament flagelliforme au moyen duquel ils nagent librement dans l'eau. S'ils éprouvent quelque gêne, ils se courbent et se renflent. Étant alors privés de mouvement, on peut les confondre avec les végétaux, d'autant plus qu'ils respirent l'acide carbonique et exhalent l'oxygène.

Au delà du pont de Crèvecœur, le ru de Montfort, chargé des eaux de la cartonnerie, de la boyauderie, d'une mégisserie, d'une usine pour l'exploitation des têtes de mouton, des eaux ménagères d'Aubervilliers, etc., renferme, d'après les analyses de M. Boutmy, expert du tribunal :

Eau	997,95
Matières organiques	0,45
Matières minérales	1,60
Total	1,000,00

Les êtres que j'y ai observés sont les Euglènes et les Rotifères, les *Beggiatoa alba* et l'*Oscillaria viridis*. Déjà j'avais constaté la présence de l'*Oscillaria viridis* et des Euglènes dans le Croult à Gonesse, au point où les *Beggiatoa alba* commencent à paraître. Ils indiquent donc une altération un peu moins complète que celle qui est caractérisée par les *Beggiatoa*.

Le ru d'Enghien est très-pur à la sortie du lac d'Enghien. Avant la guerre, il recevait dans son parcours les eaux d'une fabrique de colle forte et de gélatine. Ces eaux, chargées de matières animales, ont, comme les eaux de boyauderie, la propriété de favoriser le développement des Euglènes, qui sont assez abondants depuis l'embouchure de cet égout jusqu'à la verrerie du Coquenard. Dans ce trajet, les herbes poussent en grande quantité dans le ru. Les eaux arrivent assainies par la végétation au parc de la Briche, où elles alimentent un étang. Les carpes vivent dans cet étang, mais elles périssent à 500 mètres en amont. Elles ont péri dans l'étang un jour où l'on avait faucardé toute l'herbe du ru; pour éviter le retour d'un pareil accident, les paysans ont l'habitude de faucarder le ru seulement par parties et jamais en totalité.

Ce ru d'Enghien est un bel exemple d'une rivière infectée qui redevient saine un peu plus loin, présentant ainsi quelque analogie avec ce que j'ai déjà signalé à propos de la Seine, entre Clichy et Chatou.

La guerre de 1870 amena de grands changements dans les eaux du bassin de Saint-Denis. Dès le mois d'août, les usines, menacées par l'invasion, suspendirent leurs travaux. Le génie militaire établit des barrages et détourna les rivières pour mettre de l'eau dans les fossés des fortifications de Saint-Denis.

En septembre, l'ennemi, arrivant devant Paris, rompit les berges du canal de l'Ourcq, dont les eaux s'écoulèrent dans le Croult. Un vaste lac se forma au nord-est de Paris, s'étendant de Dugny à Saint-Denis et de Stains vers le Bourget. Dans les premiers jours de février, on fit écouler les eaux, et, un peu plus tard, on rétablit les rivières dans leur cours primitif. Les environs de Saint-Denis présentaient alors un triste spectacle. Partout on voyait des monceaux de ruines; les machines gisaient brisées dans les décombres des usines effondrées par les obus et l'incendie.

Dans le Croult, on chercherait inutilement les *Beggiatoa* et les *Oscillaria natans* des années précédentes. Ces algues sont remplacées par des *Zygnema* et des *Spirogyra*.

Rabenhorst donne aux *Zygnema* le diagnose suivant [1] :

« Massa chlorophyllosa, initio effusa, subhomogena, postea distincte granulosa, aut per cellulæ lumen distributa, granula amylacea duo centralia involvens, aut in corporibus duobus (in quaque cellula) plus minusve distincte stellatim radiantibus, juxta nucleum centralem granum amylaceum unicum involventibus collocata. »

Et aux *Spirogyra* [2] :

« Cæspites libere natantes, sæpissime longe lateque expansi, plerumque valde lubrici, molles, læte vel saturate virides. Cellulæ vegetativæ cylindricæ, fasciis chlorophyllosis spiralibus 1-2, fructiferæ ventricoso-inflatæ. »

[1] *Flora Europ. Alg.* section III, p. 148.

[2] *Ibid.* p. 232.

Le Rouillon est dans le même état que le Croult.

La vase du canal de la Molette n'a pas été enlevée, mais elle s'est tassée. Les Éristales gluants ont disparu. En coulant sur la vase, la Molette s'altère suffisamment pour empêcher le Cresson de pousser en aval de sa jonction avec le Rouillon.

Le ru de Montfort est presque à sec et disparaît sous une végétation abondante. Les Euglènes sont rares. Les Bactéries ont disparu. Au moment de la reprise des travaux de la cartonnerie, les eaux sont caractérisées par le *Vibrio bacillus* et le *Vibrio lineola*, termes inférieurs de la série des Oscillariées, qui disparaissent après la jonction du ruisseau du Vivier et du ruisseau du Goulet de la Fontaine.

Les observations qui précèdent montrent que l'examen microscopique des infusoires et des algues peut caractériser les eaux corrompues, altérées ou saines.

Une eau est-elle altérée par des matières animales en décomposition, on est sûr que les Euglènes apparaissent, et leur abondance est proportionnelle à la quantité de matière animale que l'eau entraîne. C'est ainsi que, pendant le siége de Paris, les Euglènes de la Bièvre nous ont annoncé l'établissement des boucheries ennemies à Jouy-en-Josas, et nous indiquaient approximativement la quantité de sang qu'on y laissait écouler.

Les algues qui se plaisent dans les eaux corrompues sont des algues blanches, dépourvues de chlorophylle verte. Si la corruption est complète, les algues blanches sont très-petites, sans ramification et même sans articulation. Le *Beggiatoa alba* est le terme inférieur et constant de cette série.

On est certain de trouver le *Beggiatoa alba* en très-grande quantité dans les eaux de féculerie. On le trouve, mais en moins grande abondance, dans les eaux d'égout. Je l'ai vu sur la rive droite de la Seine, depuis Clichy jusqu'à Argenteuil, sur les atterrissements dépourvus de végétation qui sont déposés par les collecteurs de Clichy et de Saint-Denis.

Si la corruption de l'eau n'est pas complète, en d'autres termes, si les eaux ne sont qu'altérées par la présence des matières organiques en décomposition, les algues renferment de la chlorophylle verte, mais leur organisation est très-simple. Elles sont dépourvues de ramification; tantôt ce sont des globules isolés ou réunis dans une masse gélatineuse, tantôt des filaments à végétation terminale dont les articulations sont d'autant moins visibles que l'altération de l'eau est plus grande.

Enfin, si les eaux sont saines, les algues sont plus ou moins volumineuses, chargées de chlorophylle; leur structure est complexe, les articulations sont bien marquées, et souvent les cellules fructifères sont distinctes des cellules végétatives.

MM. Mille et Durand-Claye, ingénieurs des ponts et chaussées, chargés de créer le service d'utilisation des eaux d'égout dans la plaine de Gennevilliers, m'invitèrent à appliquer l'analyse microscopique à divers échantillons d'eau qu'ils me présentèrent.

Parmi ces échantillons se trouvaient plusieurs flacons d'eau d'égout conservés depuis cinq ans. Dans chacun de ces flacons, l'eau était devenue limpide. Il s'y était formé une végétation verte qui remplissait environ le tiers du flacon. Cette végétation est composée principalement de deux algues: l'une est l'*Oscillaria viridis*, l'autre est une *Palmella*, cellule elliptique, formée d'une masse gélatineuse incolore enveloppant des globules d'un vert intense.

La présence de ces algues prouve que les eaux d'égout se sont améliorées depuis qu'elles ont été recueillies. Ce fait semble d'abord paradoxal, mais je l'ai vérifié plusieurs fois. Il est bien certain que l'eau d'égout, qui se corrompt si complètement dans les premiers temps qui suivent sa mise en flacon, peut s'améliorer spontanément sous l'influence de l'air et de la lumière.

Les marins ont souvent signalé un fait semblable dans l'eau embarquée pour l'alimentation. Cette eau, conservée dans des fûts, se gâte d'abord, puis elle redevient potable. Ce fait ne dépendrait-il pas de ce que les êtres vivants dans l'eau éclairée et aérée d'une rivière périssent quand, étant emprisonnés, ils sont privés d'air et de lumière? Leurs cadavres altèrent les eaux, réduisent les sulfates, qu'ils transforment en sulfure. Plus tard, de nouvelles générations se substituent à celles qui ont péri. Ces nouvelles générations, appropriées au milieu dans lequel elles se développent, absorbent les débris organiques, se les assimilent et les transforment en matières vivantes. Et c'est ainsi que l'eau du collecteur, conservée pendant cinq ans dans des flacons au laboratoire d'essai, à Clichy, a pu retrouver la limpidité, perdre son odeur et s'élever jusqu'à la qualité d'une médiocre eau potable.

Comme les observations microscopiques exigent une habitude longue à acquérir, on m'invita fréquemment à rechercher s'il n'y aurait pas possibilité de doser l'altération et la corruption des eaux, au moyen d'un réactif chimique, tel que le permanganate de potasse, souvent préconisé pour cet usage.

C'est en 1858 que M. Monnier a proposé l'emploi du permanganate de potasse pour doser les matières organiques contenues dans l'eau, en se fondant sur la propriété que possède ce sel d'être décoloré par les corps avides d'oxygène.

On prépare ce réactif en dissolvant dans un litre d'eau distillée 1 gramme de permanganate de potasse pur et cristallisé, soit 1 milligramme par centimètre cube. On porte l'eau à essayer à la température constante de 65 degrés; on acidule par 2 millièmes d'acide sulfurique, et l'on verse le réactif goutte à goutte. A cette température, l'oxydation des matières organiques marche rapidement, et, lorsque la teinte rosée du réactif persiste, on lit sur la burette le volume versé.

Dans la pratique, ce réactif m'a présenté deux inconvénients. D'abord, sa dissolution est rose. Il est impossible de distinguer la couleur rose dans des eaux colorées comme celles des rivières que j'ai étudiées. En second lieu, le permanganate de potasse indique le degré d'oxydabilité des matières organiques plutôt que l'état de décomposition dans lequel elles se trouvent et l'influence qu'elles exercent sur l'eau.

Cependant l'étude de l'emploi du permanganate de potasse m'a conduit à une conclusion importante. Il est bien certain que le permanganate de potasse se décolore parce qu'il oxyde les matières organiques. Ces matières en dissolution ou en suspension dans l'eau sont donc plus ou moins avides d'oxygène. S'il en est ainsi, elles doivent absorber facilement l'oxygène dissous dans l'eau.

Si une eau renferme sa proportion normale d'oxygène dissous, cette eau est certainement saine et probablement bonne. Elle doit pouvoir entretenir la vie des poissons et celle des herbes vertes.

Quand la quantité d'oxygène dissous diminue, les poissons dont la respiration est active ne peuvent plus vivre, tandis que ceux dont la respiration est moins active peuvent résister. C'est ainsi que, quand une rivière commence à s'infecter, l'Anguille survit aux autres poissons. Il en est de même des autres animaux. La Sangsue noire vit dans des eaux où la Crevette d'eau meurt instantanément. Les *Unio pictorum* périssent avant la *Cyclas cornea* ou la *Bitinia impura*. La *Physa fontinalis* et la *Valvata piscinalis* exigent des eaux aérées, tandis que le *Planorbis corneus* vit dans des eaux très-médiocres.

La diminution dans la proportion d'oxygène dissous dans l'eau influe aussi sur les végétaux. Les algues d'une organisation supérieure, c'est-à-dire les algues pourvues de chlorophylle, ramifiées, bien articulées, ne se trouvent que dans les eaux très-aérées. Elles affectionnent les cascades, les châteaux d'eau, les eaux courantes dont la surface se renouvelle constamment. Les algues unicellulaires, au contraire, se trouvent dans les eaux dormantes et dans les eaux dépouillées d'une partie de leur oxygène par les matières organiques en décomposition.

D'après ce qui précède, j'appellerai *eaux altérées* les eaux qui ont perdu une partie de la quantité d'oxygène qu'elles pouvaient dissoudre normalement, et *eaux corrompues* celles qui sont dépourvues d'oxygène dissous par suite de l'altération des matières organiques.

Guidé par ces considérations, j'ai recherché s'il y avait de l'oxygène dissous dans les eaux que l'opinion publique regarde comme étant notoirement infectes.

Je n'ai trouvé aucune trace d'oxygène dissous dans les eaux de cartonnerie, de boyauderie, de féculerie, de vidange, dans la mare ou abreuvoir d'Aubervilliers, dans les flaques d'eau stagnante des fabriques de poudrette, des fabriques d'engrais, des usines de débouillage d'os, des tanneries, des routoirs, etc.

Il n'y avait pas non plus d'oxygène dissous dans le Croult, le Rouillon, la Molette, le ru de Stains, le ru de Villetaneuse, quand les *Beggiatoa alba* abondaient dans ces cours d'eau.

M. Dehérain n'a pas trouvé d'oxygène dans les étangs de l'école de Grignon. Ces étangs sont alimentés par le ru de Gally, qui reçoit les égouts de Versailles et les eaux industrielles d'une féculerie et d'une sucrerie.

MM. Mille et Durand-Claye, ingénieurs du service des eaux d'égout, ont constaté l'absence de l'oxygène dans les gaz qui se dégagent de la vase de la Seine en aval du collecteur de Clichy.

De même, dans d'autres circonstances, M. Boussingault, M. Pasteur, M. Berthelot, ont reconnu que le vin ne renferme pas d'oxygène dissous, et ont rapporté à l'influence de l'absorption de l'oxygène la perte de qualité que le vin éprouve par la vidange.

Le problème qui m'occupe entre ainsi naturellement dans une nouvelle phase. La salubrité, l'altération et la corruption des eaux sont intimement liées à la présence ou à l'absence de l'oxygène dissous. En dosant la quantité d'oxygène dissous dans une eau mélangée à des eaux industrielles ou ménagères, on doit avoir la cote exacte des qualités hygiéniques de cette eau et de l'influence bonne ou mauvaise qu'elle peut avoir sur les êtres vivants.

Mais ici les difficultés redoublent. Les procédés actuellement employés pour doser l'oxygène dissous exigent un outillage volumineux, compliqué, fragile. L'opération est longue et laborieuse, ainsi qu'on peut le voir dans les *Études sur le vin*, où M. Pasteur a employé le procédé de M. Boussingault pour rechercher l'oxygène dissous dans le vin ou le moût de raisin.

Ce procédé est inapplicable à la question qui m'occupe; l'expérience enseigne vite que les eaux de rivière qui reçoivent des eaux industrielles ne peuvent pas se conserver en vases clos ni être transportées, parce qu'elles s'altèrent *très-rapidement*.

Pour doser l'oxygène dissous dans les cours d'eau, il faut pouvoir opérer sur place, en pleine campagne: l'expérience doit se faire instantanément; en un mot, il faut faire ce dosage par une liqueur titrée. Un pareil procédé est seul assez rapide, assez précis, supprimant les corrections thermométriques et barométriques.

En observant que pour doser l'oxygène il faut un corps très-oxydable, et que, de plus, il faut que ce réactif ne forme de précipités avec aucun des corps que les eaux saines, altérées ou corrompues peuvent renfermer, je suis arrivé à reconnaître qu'un seul corps possède ces propriétés.

Ce corps est l'hydrosulfite de soude, découvert, il y a quelques années, par M. Schutzenberger, docteur ès sciences, chef du laboratoire de perfectionnement à la Sorbonne.

Le 14 octobre 1872, M. Schutzenberger et moi, nous avons présenté à l'Académie des sciences la note suivante, qui a été insérée au Compte rendu.

Une des propriétés les plus intéressantes de l'hydrosulfite de soude est la rapidité avec laquelle il absorbe l'oxygène. Aussi peut-on l'employer avec avantage pour absorber l'oxygène d'un mélange gazeux. Il ne salit pas les éprouvettes comme le pyrogallate de potasse et agit plus énergiquement.

La solution absorbante s'obtient facilement en remplissant de bisulfite de soude à 20° de l'aréomètre de Baumé un flacon de 100 grammes environ contenant des copeaux de zinc, et en laissant réagir, à l'abri de l'air, pendant vingt ou vingt-cinq minutes. Il est inutile de purifier l'hydrosulfite en le précipitant par l'alcool.

En raison de ces propriétés, cette préparation peut servir à doser avec beaucoup de rapidité et une exactitude suffisante l'oxygène dissous dans l'eau par la méthode des liqueurs titrées.

Le nouveau procédé que nous proposons, M. Schutzenberger et moi, est fondé sur les réactions suivantes :

L'hydrosulfite de soude S^2O^2, NaO, HO, ou S NaΘ HΘ (nouvelle notation) ne diffère du bisulfite de soude que par deux équivalents ou un atome d'oxygène. En présence de l'oxygène libre, il absorbe ce corps instantanément et se change en bisulfite,

$$S^2O^2,\ NaO,\ HO + O^2 = S^2O^4,\ NaO,\ HO$$

ou

$$S\ Na\Theta\ H\Theta + \Theta = S\Theta,\ Na\Theta\ H\Theta$$

D'un autre côté, il existe des matières colorantes, telles que le bleu d'aniline soluble de M. Coupier, qui sont instantanément décolorées par l'hydrosulfite de soude et qui résistent à l'action du bisulfite.

Ceci posé, si à un volume déterminé d'eau (1 litre d'eau, par exemple), bien purgé d'air et légèrement teinté au moyen du bleu Coupier, on ajoute, en évitant l'accès de l'air, de l'hydrosulfite de soude étendu, on observe que quelques gouttes suffisent pour amener la décoloration. Si, au contraire, l'eau est aérée, la décoloration ne se produit que lorsqu'on a ajouté assez d'hydrosulfite pour absorber l'oxygène dissous.

Le volume du réactif nécessaire est proportionnel à la quantité d'oxygène dissous dans l'eau, et il suffit pour rendre le procédé sensible d'employer un hydrosulfite assez étendu pour que 10^{cc}, par exemple, correspondent à 1^{cc} d'oxygène.

Si le réactif était susceptible de se conserver, il ne resterait plus qu'à déterminer une fois pour toutes et directement le volume d'oxygène que peut absorber un volume connu de la liqueur. Mais, en raison même de sa grande altérabilité à l'air, il est nécessaire de titrer la liqueur au moment de s'en servir.

On y arrive facilement de la manière suivante. D'après les observations de MM. Schutzenberger et de Lalande, l'hydrosulfite décolore une solution ammoniacale de sulfate de cuivre en ramenant l'oxyde cuivrique à l'état d'oxyde cuivreux. Le sulfite et le bisulfite sont sans action tant qu'il reste un excès d'ammoniaque.

On prépare donc une solution de sulfate de cuivre fortement ammoniacale, contenant une quantité de sulfate de cuivre telle que 10^{cc} de cette liqueur correspondent, au point de vue de l'action sur l'hydrosulfite, à 1^{cc} d'oxygène. Le calcul par équivalent fournit le nombre que l'expérience directe a vérifié.

Voici comment on opère :

Une demi-heure avant le dosage, on remplit aux trois quarts avec de l'eau ordinaire un flacon de 60 à 100 grammes contenant une spirale formée avec une feuille de zinc et quelques morceaux de grenaille de zinc. On ajoute 10^{cc} d'une solution de bisulfite à 20° Baumé. On achève de remplir avec de l'eau et l'on bouche avec un bouchon de caoutchouc; on agite plusieurs fois. Au bout de vingt à vingt-cinq minutes, le réactif est prêt.

D'une part, on verse dans une petite éprouvette à pied 20^{cc} d'une solution de cuivre, que l'on recouvre d'une couche d'huile. D'autre part, dans un bocal à large ouverture, on introduit 1 litre d'eau à essayer, et l'on couvre également d'une couche d'huile, après avoir teinté en bleu très-clair, au moyen de quelques gouttes de dissolution de bleu Coupier. On puise l'hydrosulfite dans une pipette de 50 à 60^{cc} divisés en dixièmes. On laisse couler peu à peu le réactif dans le sulfate de cuivre ammoniacal, en agitant légèrement avec une baguette jusqu'à décoloration; puis avec la même pipette on laisse couler l'hydrosulfite dans l'eau à essayer, jusqu'à décoloration. On a soin de maintenir le bout inférieur de la pipette au-dessous de la couche d'huile pendant ces deux opérations.

Supposons que l'on ait employé, pour décolorer les 20^{cc} de sulfate de cuivre ammoniacal, $17^{cc},5$ d'hydrosulfite.

Nous savons que ces 20^{cc} correspondent à 2^{cc} d'oxygène. Si, d'autre part, le litre d'eau a exigé $36^{cc},4$, on posera la proportion

$$\frac{17,5}{2} = \frac{36,4}{x}$$

$x = \dfrac{36,4 \times 2}{17,5} = 4^{cc},16$ d'oxygène dissous dans 1 litre d'eau.

Il reste une petite correction, relative à l'hydrosulfite nécessaire pour décolorer le bleu employé. Mais cette dose peut se déterminer très-approximativement une fois pour toutes.

Ces expériences, une fois qu'on en a l'habitude, se font très-rapidement et avec une exactitude suffisante. Elles n'exigent qu'un outillage très-portatif et peuvent s'exécuter sur place, à la campagne, dans un bateau, partout enfin où l'on a intérêt à rechercher la richesse de l'eau en oxygène dissous.

Par la découverte du dosage de l'oxygène dissous, je me trouve en possession de trois méthodes différentes pour apprécier le degré d'altération ou d'infection des cours d'eau. Ces trois méthodes sont :

1° L'observation des herbes vertes et des mollusques aquatiques ;

2° L'examen microscopique des algues et des infusoires;

3° Le dosage de l'oxygène dissous.

J'ai voulu voir si ces trois méthodes s'accordaient entre elles et j'ai choisi pour champ d'expérience la rivière de Vesle, de Reims à Braisne.

J'ai parcouru les bords de la Vesle par Cormontreuil, Fléchambault, Saint-Brice, Macau, Compensé, Muizon, la Tuilerie, Jonchery, Fismes, Bazoche et Braisne, c'est-à-dire sur une longueur de 60 kilomètres environ, une première fois en avril 1873, quand les eaux étaient très-hautes; une seconde fois, en août de la même année.

Le débit de la Vesle ne dépasse jamais 6 à 8 mètres cubes par seconde. En été, il peut descendre à $0^{mc},600$ et même $0^{mc},200$.

Le cube journalier des égouts de Reims est de 19000 mètres cubes.

D'après les analyses de MM. Maridort et Mangon, la composition moyenne de ces eaux d'égout est la suivante :

Matières organiques. . .	$0^{k},833$		par mètre cube.
Matières minérales . . .	0 ,907		
TOTAL.	$1^{k},740$	dont	0,940 en suspension.
			0,800 en dissolution.

Par suite de cette composition, 30000 kilogrammes environ

d'impureté, dont 15000 kilogrammes de dépôt solide, viennent souiller la Vesle.

La rivière de Vesle n'a qu'une pente très-faible, dont l'effet est brisé par les barrages des nombreuses usines établies sur son cours. En aval de Reims, elle coule sur un terrain tourbeux et presque de niveau avec les marais qui forment ses rives. Nulle part, elle n'est encaissée.

A Cormontreuil, en amont de Reims, la Vesle est limpide; elle coule sur un fond de sable et de calcaire. Il y a peu de vase. Les poissons y vivent au milieu des Charas, du Cresson, des Iris. Les Crevettes, les *Cypris faba*, sont abondantes. Les eaux sont certainement saines. Cependant je n'y ai trouvé aucune coquille, ni aucune trace de frai de mollusques sur les herbes. Je ne sais à quelle cause on doit attribuer cette absence de mollusques.

La température de l'eau a oscillé entre 10 et 11 degrés et la pression barométrique entre 75 et 76 centimètres pendant toute la durée de ma première excursion.

L'examen à l'hydrosulfite de soude donne 11^cc d'oxygène par litre depuis Cormontreuil jusqu'à Fléchambault.

A Fléchambault, faubourg de Reims, un bras de la Vesle traverse des teintureries. L'eau est colorée, le poisson disparaît. Il en est de même du Cresson et des Charas. Sur les bords, on trouve quelques touffes de *Sparganium simplex*.

Depuis Fléchambault jusqu'à la porte de Paris, l'oxygène dissous diminue. Il descend de 11 à 9^cc par litre. Cette diminution se produit d'une manière très-régulière à mesure que la distance augmente. Entre la porte de Paris et Saint-Brice, la Vesle reçoit les cinq égouts principaux de Reims. La végétation est nulle vers l'embouchure des égouts; elle est très-active quand l'eau d'égout est diluée dans l'eau de la Vesle; ce qui confirme l'observation faite précédemment sur les eaux de Seine.

A Saint-Charles, on exploite quelquefois les eaux d'égout par *le touillage*. Cette opération consiste à faire arriver l'eau d'égout sur une aire plane, bien battue. Les bassins de touillage présentaient une surface totale de 8316 mètres carrés. On étendait de la paille sur cette aire; l'eau coulant très-lentement et sur une faible épaisseur à travers la paille maintenue par quelques piquets, abandonnait à cette paille les matières organiques qu'elle tenait en suspension. Une fermentation active s'opérait sur toute la surface de l'aire. La paille devenait un engrais précieux pour les vignes, mais très-médiocre pour les autres cultures. L'examen microscopique m'a montré qu'il s'y développe une quantité très-considérable de *Beggiatoa alba* et d'*Oscillaria natans*. Les bassins de touillage n'améliorent pas sensiblement les eaux d'égout. A la sortie, comme à l'entrée, ces eaux ne peuvent se charger d'oxygène dissous. Ces bassins, créés en 1852, sont à peu près abandonnés depuis 1861.

A Saint-Brice, les eaux de la Vesle sont complétement infectées. Les *Beggiatoa alba* s'y développent en abondance; le soleil active leur décomposition. Les *Oscillaria natans* s'élèvent du fond de la rivière et couvrent toute la surface des eaux dormantes d'une épaisse couche noirâtre. Au premier abord, cette couche semble solide. Souvent les animaux ont cru pouvoir s'y élancer comme sur de la terre ferme. Parfois aussi, des voyageurs étrangers ont été, en ce point, victimes de la même erreur.

A la sortie de Saint-Brice, la quantité d'oxygène dissous dans un litre d'eau de Vesle n'atteint pas 1 centimètre cube; en plusieurs points, elle est nulle.

A partir de Saint-Brice, les tourbières et les clôtures particulières empêchent de suivre les bords de la Vesle. Je n'ai pu rejoindre la Vesle que 6 kilomètres plus loin, par la route.

Au moulin de Macau, les *Beggiatoa* et les *Oscillaria natans* ont à peu près disparu; le lit de la Vesle est couvert de longues algues blanchâtres. Ces algues sont les *Hypheothrix*.

Les *Hypheothrix* ont le diagnose suivant [1] :

« Trichomata simplicia, articulata, plus minus distincte vaginata, tranquilla, fasciculata, vel in stratum plus minus membranaceum, non radians, dense intricata, vel coalita. »

Les *Hypheothrix* de la Vesle appartiennent à la *forma pallida*, « trichomatibus gelatinosis, pallidissimis, laxe intricatis. »

En amont du moulin de Macau, l'eau tient en dissolution 7^{cc}, 4 d'oxygène par litre.

Au moulin, la rivière fait tourner une turbine, et par suite de l'agitation il se dégage une grande quantité de gaz. Lors de ma visite, les cuivres ne noircissaient pas beaucoup; mais il paraît qu'à certains moments les cuivres et surtout l'argenterie noircissent très-rapidement.

[1] Rabenhorst, *Flora Europæa Alg.* p. 75.

A la sortie de la turbine, l'oxygène dissous s'élève à 10^{cc} par litre, mais cette quantité diminue rapidement; elle n'est que de $8^{cc}, 5$ à l'extrémité du jardin du moulin.

Au moulin Compensé, les bords de la rivière sont garnis d'une puissante végétation de *Sparganium simplex*. Les *Hypheothrix* ont à peu près complétement disparu. En amont et en aval de la roue hydraulique, le titre en oxygène dissous est de 8^{cc} par litre.

A Muizon, même végétation. Les *Hypheothrix* ont entièrement disparu. Il existe, dans les déversoirs et dans tous les points où l'eau est un peu stagnante, des algues vertes très-abondantes, qui forment dans l'eau une gelée transparente. Ce sont des *Spirogyra*.

La Vesle marque à Muizon 8^{cc} d'oxygène par litre.

A 4 kilomètres au delà de Muizon, la Vesle traverse le beau et grand domaine de la Tuilerie.

A la Tuilerie, je n'ai trouvé que $7^{cc}, 2$ d'oxygène par litre. J'ai répété plusieurs fois l'expérience pour m'assurer du résultat. Depuis Saint-Brice, où j'avais trouvé le minimum $0^{cc}, 5$, le titre en oxygène dissous avait toujours été en s'élevant. Mais il n'y a aucune incertitude possible: le titre s'abaisse de près de 1^{cc} par litre entre Muizon et la Tuilerie.

Sur la rive droite de la Vesle, à la Tuilerie, se trouvent de grands étangs sans communication avec la Vesle. Ils sont très-peuplés de poissons : l'eau de ces étangs marquait $8^{cc}, 2$ au bord en eau dormante, $8^{cc}, 8$ en eau courante, pour la proportion d'oxygène dissous. Dans le jardin de la Tuilerie, quelques drains forment une source qui coule en cascade et donne $9^{cc}, 32$ d'oxygène par litre.

Entre la Tuilerie et Jonchery, la diminution dans la proportion d'oxygène dissous s'accuse de plus en plus nettement.

En amont du moulin de Jonchery, l'oxygène dissous descend à $4^{cc}, 6$, et même, près du lavoir, dans la retenue du moulin, à $4^{cc}, 2$ d'oxygène par litre.

En aval du moulin, le titre remonte à 5^{cc} par litre en plein courant, au-dessous de la roue. Les *Spirogyra* sont très-abondants.

Malgré la limpidité de l'eau, les habitants du moulin se plaignent beaucoup de la rivière. Ils affirment qu'elle est plus mauvaise qu'au moulin Compensé et qu'à Muizon. L'analyse par le dosage de l'oxygène dissous justifie ces plaintes.

A Fismes, sur la rive droite, la Vesle marque de $6^{cc}, 44$ à 7^{cc} d'oxygène par litre. Des usines sur la rive gauche y altèrent un peu la composition de l'eau. La végétation y est très-belle, bien que moins abondante qu'à la Tuilerie et à Jonchery. Les Charas, les Iris, reparaissent. Il y a aussi quelques Nénuphars.

Dans les prairies qui bordent la Vesle à Fismes, en aval des moulins, les grenouilles sont très-abondantes. Continuation de l'absence complète de mollusques sur tous les végétaux immergés.

A 4 kilomètres en aval de Fismes, est le moulin de Bazoche. A partir du déversoir de ce moulin, la Vesle redevient ce qu'elle est avant Reims. Les poissons et les écrevisses s'y trouvent en abondance. Le Cresson de fontaine y pousse; les *Spirogyra* sont très-peu abondants.

En amont du déversoir de Bazoche, l'eau marque 8^{cc} d'oxygène par litre; en aval, $10^{cc},5$.

Enfin, à Braisne, toute trace d'infection a disparu; la Vesle marque 11^{cc} d'oxygène par litre. Cet état se continue jusqu'à l'embouchure de la Vesle dans l'Aisne.

Après avoir parcouru les bords de la Vesle quand les eaux étaient très-hautes, il était intéressant de les revoir à la suite des sécheresses et des chaleurs. J'ai refait, en août 1873, la même excursion, en m'arrêtant aux mêmes stations. La température de l'eau était de 18 degrés, et la pression barométrique a oscillé entre 76 et 77 cent. de mercure.

Les végétaux n'ont pas changé, ils occupent les mêmes stations qu'en avril. Les *Beggiatoa alba* et les *Oscillaria natans* règnent depuis les égouts de Reims jusqu'au moulin de Macau. Les *Hypheothrix* s'étendent depuis le moulin de Macau jusqu'à Muizon. Les *Spirogyra* sont moins abondants qu'en avril. Ils dominent depuis Muizon jusqu'à Fismes. Les mollusques manquent complétement sur les herbes.

Les effets de l'infection sont plus énergiques qu'en avril. Au moulin de Macau et au moulin de Jonchery, les cuivres et l'argenterie noircissent rapidement.

L'oxygène dissous a notablement diminué : à Cormontreuil, je trouve 8^{cc} d'oxygène par litre; à Fléchambault, 7^{cc}; à Saint-Charles et à Saint-Brice, l'oxygène dissous fait complétement défaut. Au moulin de Macau, le titre remonte à $1^{cc},5$. Il y a 2^{cc} d'oxygène par litre au moulin Compensé et à Muizon. En aval de la Tuilerie, le titre redescend à $1^{cc},6$; à Jonchery, il tombe à $1^{cc},2$; il remonte en s'approchant de Fismes : de $2^{cc},3$, en amont des moulins de Fismes, il s'élève à $3^{cc},7$ en aval. A Bazoche, le titre est de $6^{cc},4$ en amont, et $7^{cc},5$ en aval du déversoir; enfin à Braisne, le titre remonte à $8^{cc},2$ d'oxygène par litre.

La Vesle est facile à étudier, et on peut avoir une grande confiance dans le résultat des observations, car elle ne reçoit aucun affluent notable sur tout son cours (si ce n'est l'Ardre, qui se jette dans la Vesle en amont du moulin de Bazoche). Son débit étant peu considérable, et plusieurs moulins étant placés sur son cours, la masse de l'eau est bien homogène, et les analyses sont parfaitement comparables.

Le tableau suivant donne le résumé de ces analyses.

OXYGÈNE DISSOUS DANS 1 LITRE D'EAU DE VESLE SUR DIFFÉRENTS POINTS DE SON COURS.

STATIONS.		DATES DES OBSERVATIONS.	
		Avril 1873.	Août 1873.
A Cormontreuil		$11^{cc},0$	$8^{cc},0$
En aval de Fléchambault		9 ,0	7 ,0
A Saint-Brice, en aval des égouts de Reims		0 ,5	0 ,0
Moulin de Macau	en amont	7 ,4	1 ,5
	en aval	8 ,5	1 ,7
Moulin Compensé		8 ,0	2 ,0
Muizon		8 ,0	2 ,0
La Tuilerie		7 ,2	1 ,6
Jonchery	en amont du moulin	4 ,6	1 ,2
	en aval du moulin	5 ,0	1 ,4
Fismes	en amont du moulin	6 ,44	2 ,3
	en aval du moulin	7 ,0	3 ,7
Bazoche	en amont du moulin	8 ,0	6 ,4
	en aval du moulin	10 ,5	7 ,5
Braisne		11 ,0	8 ,2

Il est bien évident que l'amélioration naturelle de l'eau de la Vesle s'accuse nettement jusqu'à Muizon. A partir de Muizon, cette amélioration cesse, et l'altération va en augmentant jusqu'à

Jonchery, où l'on observe un minimum d'oxygène dissous. A partir de Jonchery, l'amélioration se produit progressivement, et à Braisne la Vesle rentre dans l'état normal. L'oxygène dissous augmente, puis il diminue, et augmente de nouveau, passant ainsi par des maximum et des minimum, à peu près comme la quantité d'eau qu'absorbent les substances déliquescentes, ainsi que E. Desains l'a démontré.

Ce phénomène peut être attribué à trois causes :

1° L'envasement de la Vesle est si rapide que de fréquents curages sont indispensables depuis Saint-Brice jusqu'à Muizon. Au delà de Muizon, tous les détritus de l'égout s'étant déposés, le curage se fait rarement. A Jonchery, on ne le fait jamais.

2° Les algues caractéristiques des eaux altérées ne peuvent plus vivre dans les eaux améliorées : elles périssent, et leurs débris causent une nouvelle altération de l'eau.

3° La végétation très-abondante dans les eaux de la Vesle améliorée spontanément donne une grande quantité de détritus dont la décomposition altère l'eau.

L'examen microscopique des algues fait voir que la Vesle passe par l'état d'infection caractérisée par les *Beggiatoa alba* et les *Oscillaria natans;* son amélioration est caractérisée d'abord par les *Hypheothrix* et ensuite par les *Spirogyra*. Ces faits sont absolument analogues à ceux que j'ai observés sur les rivières de Saint-Denis. Je crois qu'ils se produisent partout, quelle que soit la cause de la corruption et de l'altération d'une rivière.

Berthollet avait pour maxime : « Quand on veut tenter une expérience, il faut avoir un but et partir d'une hypothèse[1]. » Mon but, c'est l'assainissement des rivières du bassin de Saint-Denis. Mon hypothèse, que je ne pouvais pas démontrer complétement en 1868, était celle-ci :

Les matières organiques en voie de décomposition sont essentiellement oxydables. En enlevant l'oxygène dissous dans un cours d'eau, elles y rendent la vie impossible pour les êtres doués d'une organisation supérieure. Elles réduisent les sulfates, les transforment en sulfures, et sont la cause des émanations d'hydrogène

[1] *Statique chimique*, p. 5.

sulfuré d'autant plus abondantes dans le bassin de Saint-Denis que, les terres étant gypseuses, les eaux sont naturellement séléniteuses.

Si donc, au lieu d'abandonner les eaux industrielles à la fermentation putride dans des fosses de décantation d'une grande profondeur et d'une petite surface, on divise ces eaux pour les exposer à l'action oxydante de l'air sur une grande surface, les matières organiques dissoutes s'oxyderont à saturation; on pourra alors les faire écouler à la rivière sans qu'elles y produisent les inconvénients incontestables qu'elles y causent.

A l'appui de cette hypothèse, on peut se rappeler que, à l'Exposition universelle de 1867, on faisait tomber en cascade l'eau qui sortait de l'aquarium marin. Cette eau, reprise par des pompes, était de nouveau rendue à l'aquarium. De même, avant l'établissement des chemins de fer, les pêcheurs des Vosges transportaient les truites vivantes par toute la France, en les mettant dans des caisses dont l'eau était sans cesse battue par une roue à palettes, mise en mouvement par une corde qui s'enroulait sur l'axe d'une des roues de la voiture.

En effet, par l'agitation à l'air, l'eau reprend facilement de l'oxygène, comme le prouvent les déterminations suivantes, que j'ai établies avec soin :

VARIATIONS DE LA QUANTITÉ D'OXYGÈNE DISSOUS DANS 1 LITRE D'EAU AVANT ET APRÈS SA CHUTE.

Date	Lieu	Point de prélèvement	Oxygène
26 déc. 1872.	Bois de Boulogne.	Canal, au-dessus de la grande cascade	9cc,66
		Grande cascade, au rocher sur lequel l'eau se brise.	10 ,70
10 nov. 1872.	Chantilly	En amont du déversoir du grand lac	8 ,96
		En aval du déversoir	10 ,20
3 oct. 1872.	Gonesse	Puits artésien, à la sortie du tube	2 ,40
		Id. après une chute d'un mètre	4 ,10
21 nov. 1872.	Aubervilliers	Puits foré de M. Maricot, à la sortie	3 ,00
		Id. à la surface du réservoir	3 ,25

L'aération de l'eau et l'oxydation des matières organiques dissoutes doivent se faire sans frais, d'une manière automatique, indépendante de la négligence des ouvriers.

Pour résoudre le problème ainsi posé, je ne vois qu'un seul procédé possible : *il faut répandre les eaux très-divisées sur un terrain préalablement drainé.*

Répandre les eaux sur la terre est un procédé essayé depuis longtemps. M. Dailly est, je crois, le premier qui l'ait conseillé pour les eaux industrielles. Joignant l'exemple au précepte, M. Dailly répandit sur ses terres les eaux de sa féculerie de Trappes (Seine-et-Oise) et annonça que ces eaux agissaient à la façon des engrais. A Trappes, l'espace ne manquait pas. 4 hectares de terrain étaient destinés à recevoir les eaux de la féculerie, où l'on n'exploitait que 200 setiers de pommes de terre par jour: la solution trouvée par M. Dailly donna de bons résultats.

Il n'en est plus de même quand l'espace manque. Ainsi, dans une féculerie située à Colombes (Seine), les eaux sont dirigées vers une prairie où elles s'infiltrent dans le sol, essentiellement sableux. Dès qu'elles arrivent sur le gazon, les herbes périssent et deviennent noires, comme si le feu les avait carbonisées. Par mégarde, on les laissa atteindre des massifs d'arbres : les arbres périrent aussitôt. Elles s'infiltrent lentement, répandent une odeur très-désagréable, et le sol devient si rapidement étanche, qu'il faut changer le lieu où se fait l'absorption au moins deux fois par semaine.

L'eau infiltrée suit dans le sable des chemins inconnus. Elle finit par atteindre des puits très-éloignés de la fabrique et en corrompt complétement l'eau.

L'eau de féculerie n'éprouve aucune amélioration dans son trajet souterrain; elle devient, au contraire, beaucoup plus infecte qu'au moment de son absorption.

A Louvres (Seine-et-Oise), des effets semblables se sont produits. Les eaux d'une féculerie, auxquelles on avait interdit l'écoulement par Goussainville vers les cressonnières de Gonesse, ont été dirigées vers une carrière abandonnée, où elles se perdaient au hasard. Pendant deux campagnes, tout alla bien; mais, à la troisième année, ces eaux dans un état de corruption complète firent leur apparition dans des galeries occupées par des champignonnières. Tous les champignons périrent, et l'on dut renoncer à leur culture.

A Herblay, à la Villette-aux-Aulnes, au Tremblay, où les eaux de féculerie sont répandues sur le sol, la terre devient rapidement étanche et les eaux infiltrées sont détestables.

C'est pour ce motif que les puits perdants sont irréalisables.

Il y a donc quelque chose à ajouter au procédé de M. Dailly pour empêcher les graves accidents observés.

Dans ce but, j'ai proposé de drainer le terrain sur lequel l'opération doit se faire. Le drainage est indispensable au point de vue mécanique, comme au point de vue chimique. En effet, en drainant, on donne à l'eau un libre écoulement, on la conduit où l'on veut, on préserve les nappes d'eau souterraines et les propriétés voisines. De plus, le drainage est un procédé d'oxydation énergique, ainsi que M. Chevreul l'a démontré; il doit permettre d'oxyder, sans dépense, les matières organiques dissoutes, et de les préserver de la fermentation putride.

Je crois être le premier qui ait utilisé ces propriétés du drainage pour l'assainissement des eaux industrielles.

Depuis mes premières expériences à ce sujet en 1868, l'emploi du drainage artificiel du sous-sol dans l'utilisation agricole des eaux d'égout s'est beaucoup répandu. En Angleterre, M. Bailey Denton exécute de grands travaux d'assainissement et d'épuration des eaux par cette méthode, qu'il appelle : *Méthode de la filtration intermittente*. Parmi ces applications, on peut citer celle qui vient d'être faite à Merthyr-Tydvil, ville industrielle de 100,000 âmes, comté de Glamorgan, pays de Galles, dont toutes les eaux industrielles et ménagères sont traitées par la *filtration intermittente*, c'est-à-dire par colmatage sur un terrain drainé[1].

Pour trancher la question de priorité, il suffit de rappeler que ma première communication à ce sujet est du 29 novembre 1869, M. Dumas ayant eu alors la bonté de présenter à l'Académie des sciences une note que je lui avais adressée sur l'assainissement des eaux industrielles par colmatage sur un terrain drainé. Cette note insérée au Compte rendu fixe avec certitude la date de mes expériences.

Sans insister davantage sur cette question de priorité, je continue mon exposé.

L'examen de la rivière du Croult m'avait prouvé que la fécule

[1] Voir les *Annales des ponts*, t. V, 1873. *Situation de la question des eaux d'égout et de leur emploi agricole en France et à l'étranger*, par M. A. Durand-Claye.

rie de MM. Boisseau, Bonnevie et Lucy, à Gonesse, située le plus en amont sur la rivière, était la première cause de l'altération et de la corruption de l'eau de cette rivière. En effet, à partir de cette féculerie, les herbes vertes, les poissons, les mollusques, disparaissaient et les *Beggiatoa alba* apparaissaient.

Cette fabrique peut exploiter par jour 400 hectolitres de pommes de terre, représentant un poids de 28000 kilogrammes et fournissant 7000 kilogrammes de fécule et de fleurage et 21000 kilogrammes de jus envoyé à la rivière. La quantité d'eau nécessaire pour cette manipulation est de 130000 litres par jour, qui se subdivisent ainsi :

Eau nécessaire pour le râpage..........	100000 litres.
Eau de débourbage et de lavage.........	30000
Total..................	130000

La quantité totale d'eaux envoyées journellement au Croult, après séjour dans de grandes fosses, est donc :

Jus de pommes de terre...............	21000 litres.
Eau de fabrication....................	130000
Total..................	151000

A côté de l'usine, sur le bord de la rivière, est un terrain de 2000 mètres de surface. Ce terrain est argileux, et, à une profondeur de 60 centimètres, on trouve une nappe d'eau souterraine. C'est sur ce champ que nous avons tenté l'épuration par oxydation.

En répartissant 151000 litres de liquide sur 2000 mètres de surface, chaque mètre carré doit recevoir 75 litres de liquide, dont 10 litres 1/2 de jus de pommes de terre à oxyder pour chaque journée de travail.

La durée de la campagne est de 200 jours au plus. Chaque mètre carré doit donc absorber ou oxyder, dans une campagne, 200 × 75 = 15000 litres, qui se décomposent en

Eau de fabrication à absorber...........	12900 litres.
Jus à oxyder.........................	2100
Total..................	15000

Est-il possible de faire absorber à un sol drainé 75 litres d'eau par mètre carré en vingt-quatre heures et de lui faire oxyder plus de 10 litres de jus de pommes de terre dans le même temps? Telle est la question que M. Boisseau et moi nous nous sommes posée dès le commencement de l'année 1869, avant d'entreprendre les travaux de drainage pour la campagne suivante. Nous n'avons trouvé nulle part la solution de cette question, et cependant nous avons consulté un grand nombre d'ouvrages et interrogé des cultivateurs connaissant le drainage. En l'absence de tout renseignement sur des expériences antérieures, nous avons pris le parti d'expérimenter nous-mêmes.

Le terrain destiné à ces essais a une forme rectangulaire. Nous l'avons partagé en deux parties égales, par un fossé perpendiculaire au Croult. Ce fossé, qui sert de colateur, se partage, au bord de la rivière, en deux branches en forme de T. Aux deux extrémités de ces branches se trouvent les égouts destinés à déverser l'eau de colature dans la rivière. Les drains ont été placés à 2 mètres de distance les uns des autres et à une profondeur de 35 centimètres. Ce sont des tuyaux de terre de 8 centimètres de diamètre.

En août 1869, nous avons essayé le fonctionnement de la disposition employée. En quelques jours, nous avons pu constater les faits suivants :

1° L'absorption de l'eau était complète; elle était même trop rapide. Il était impossible d'irriguer tout le terrain en un jour. Un mètre carré de terrain drainé dans les conditions indiquées peut absorber beaucoup plus de 75 litres d'eau.

2° Le procédé est efficace. Quand les drains débitent lentement l'eau de féculerie, cette eau perd sa couleur rouge, elle se décolore presque complétement. Sur la rivière les écumes ont diminué. Les herbes vertes ne périssent pas dans le Croult en aval de la féculerie.

Il y avait donc lieu de persévérer dans la voie trouvée, en améliorant autant que possible. M. Boisseau arrêta le travail de la féculerie et abaissa les drains à 55 centimètres de profondeur. Il établit autour du terrain une goulotte en bois élevée au-dessus du sol, ayant une pente insensible et recevant toutes les eaux de la fabrique. Dans cette goulotte, on a ménagé de distance en distance de petites ouvertures. En débouchant ces ouvertures, l'eau s'écoule en filets minces et tombe dans des gouttières mobiles formées de lames de zinc légèrement concaves, placées les unes au bout des autres. Pour changer la distribution de l'eau, il suffit de retirer un ou plusieurs morceaux aux gouttières longues et de les placer à la suite des gouttières courtes. De cette façon, on fait varier facilement leur longueur et leur direction, et l'on peut répandre l'eau également sur tout le terrain.

Depuis que ce procédé d'assainissement est employé à Gonesse, M. Boisseau augmente chaque année sa fabrication, ainsi que le prouve le relevé d'inventaire, qu'il a bien voulu m'autoriser à faire connaître.

RELEVÉ D'INVENTAIRE DE LA FÉCULERIE DE GONESSE.

ANNÉES.	POMMES DE TERRE reçues.	PRODUIT.		EAU de fabrication.	QUANTITÉ totale de liquide envoyé sur le terrain.	QUANTITÉ de liquide reçu par mètre carré pendant la campagne.
		FÉCULE et FLEURAGE.	JUS.			
	tonnes.	tonnes.	tonnes.	tonnes.	mèt. cub.	mèt. cub.
1868-1869..	1800	//	//	//	//	//
1869-1870..	2233	548,6	1684,4	11165	12849,4	6,425
1870-1871..	chômage	//	//	//	//	//
1871-1872..	2900	587,6	2312,4	14500	16812,0	8,406
1872-1873..	4500	911,8	3588,2	22500	26088,2	13,044

Pour l'année courante 1873-1874, la quantité de pommes de terre s'élèvera à 6000 tonnes environ. Chaque mètre carré de terrain recevra, pendant cette campagne, de 17 à 18 mètres cubes de liquide.

Il y avait lieu de craindre qu'une si grande quantité de jus de pommes de terre n'infectât la terre et n'amenât bientôt la saturation. L'expérience a montré que cette crainte n'était pas fondée. La terre est restée belle, parfaitement saine, et sa fécondité est très-grande. Dès que les travaux de féculerie s'arrêtent, elle est mise en culture. Il est impossible de donner une idée, même approximative, de la valeur des récoltes, parce que M. Boisseau, pour exciter l'émulation de ses ouvriers, a partagé le terrain en parcelles, qu'il leur abandonne gratuitement. Chacun cultive comme il veut. Les ouvriers, ayant reconnu que l'eau de féculerie, dans les conditions où nous pouvions la leur livrer, est un excellent engrais, se disputèrent l'eau, à tel point que M. Boisseau dut intervenir et réglementer la quantité d'eau à laquelle chaque lot de terrain avait droit. Sur ce terrain on cultive toutes les plantes potagères; les pois, les haricots, les oignons, les navets, les carottes, donnent de très-bons résultats. Les récoltes d'artichauts, en 1872, ont été remarquables. Au moment de la reprise des travaux de féculerie, fin d'août, les artichauts étaient en pleine végétation. Sur le terrain qu'ils occupaient, nous avons répandu l'eau de la fabrique. Après avoir vu, à Colombes, le gazon brûlé par l'eau de féculerie, nous pouvions croire que les artichauts, plantes très-délicates, ne pourraient pas résister à l'épreuve à laquelle nous les soumettions. Il n'en a rien été. Tous les artichauts ont survécu, et, grâce à la douceur de la température, on a pu en cueillir jusqu'au mois de février.

Le terrain traité par l'eau de féculerie ne convient pas aux pommes de terre. Chaque année, on en fait quelques planches. Elles donnent des tiges de $1^{m},45$ de longueur, et les tubercules sont de mauvaise qualité et en petite quantité.

Il résulte de ces expériences que les eaux de féculerie peuvent affecter deux états bien distincts.

A la sortie de l'usine, avant toute fermentation, elles sont inodores, et complétement inoffensives pour les végétaux sur lesquels on les répand. Si, au contraire, on les conserve dans des fosses de décantation, elles deviennent très-odorantes et font périr tous les végétaux. Ces deux états, si profondément tranchés, se succèdent l'un à l'autre dans un intervalle de quelques heures. A mon avis, les féculiers doivent mettre tous leurs soins à ne jamais laisser leurs eaux à l'état de stagnation. Ils doivent s'appliquer à les rendre parfaitement courantes sous une faible épaisseur. Cette précaution a pour effets de faciliter le dépôt de la fécule et de déterminer l'oxydation par l'air. On reconnaît que les eaux sont bien aménagées quand elles se colorent rapidement par l'action oxydante de l'air. Elles se purifient d'autant mieux en s'infiltrant dans le sol que leur couleur est d'un brun plus intense. Les eaux qui se putréfient sont blanchâtres, opalines, et ne s'améliorent guère en traversant la terre.

A la sortie des drains, l'eau de colature s'écoule dans le fossé qui a été creusé au milieu du terrain. J'ai fait établir un fossé et non pas un drain collecteur, pour augmenter l'oxydation à l'air. A l'extrémité du fossé, l'eau tombe en cascade dans le Croult. Elle s'est presque complétement décolorée. Sa couleur est un peu ambrée. Elle n'a pas d'odeur, et sa saveur n'a rien de repoussant.

Après avoir reçu l'eau de féculerie drainée, le Croult charrie quelques écumes blanches. Mais il ne présente aucun des signes de l'infection putride qui soulevait naguère de si justes plaintes.

Le 23 avril 1870, on venait de terminer la première campagne pendant laquelle l'eau de la féculerie de Gonesse avait été épurée. M. Lelièvre, membre du conseil municipal de Saint-Denis, et moi, nous parcourions les bords de la rivière pour nous rendre compte des résultats obtenus. Quel changement relativement aux années précédentes! Aucune plainte ne nous fut adressée; au contraire, tous les riverains que nous interrogions se félicitaient de l'amélioration de la rivière.

Et, en effet, les *Beggiatoa*, les *Oscillaria natans*, n'avaient pas reparu; des milliers de poissons venaient d'éclore dans cette rivière, où l'on trouvait à peine, depuis douze ans, quelques sangsues noires. Au lieu d'une vase noire et infecte, on voyait en beaucoup d'endroits un fond de sable blanc. Les herbes aquatiques commençaient à paraître. Enfin, dans le jardin de la cartonnerie de MM. Cohen frères, au moulin Févon, commune de la Courneuve, nous avons trouvé dans le Croult les premières branches de cresson de fontaine. Nous avons cueilli ces premières tiges de cresson, et nous les avons offertes à M. Giot, maire de Saint-Denis, pour lui annoncer qu'enfin l'assainissement du Croult, qu'il réclamait depuis douze ans avec une infatigable sollicitude, était définitivement acquis.

Il existe sur le Croult plusieurs autres usines qui en altèrent la pureté. A Gonesse, en aval de la féculerie, se trouvent une teinturerie et une grande sucrerie. La teinturerie colore les eaux, mais la couleur ne tarde pas à se précipiter. A mon avis, elle ne peut que salir la rivière, sans pouvoir déterminer la corruption de l'eau. Les eaux de la sucrerie altèrent davantage la pureté du Croult. Elles y produisent ce que toutes les sucreries produisent sur les rivières dans lesquelles elles déversent leurs eaux : elles engendrent des Hyphéothrix, identiques à celles que j'ai signalées dans la Vesle, au moulin de Macau et au moulin Compensé. J'ai fait voir que ces Hyphéothrix succèdent aux *Beggiatoa* quand l'eau s'améliore, et précèdent les *Spirogyra*, précurseurs de l'assainissement parfait[1].

A Dugny, il y a une teinturerie et une féculerie. La teinturerie colore surtout l'eau du Bouillon ; la féculerie, moins importante que celle de Gonesse, envoie directement ses eaux au Croult sans les soumettre à aucune épuration. La féculerie de Dugny fait reparaître des écumes sur le Croult, elle en abaisse beaucoup la qualité ; mais le Croult, à Dugny, est assez beau pour pouvoir supporter cette féculerie, à condition toutefois que ses eaux n'arriveront pas au Croult à l'état de fermentation putride.

Malgré l'affluence des eaux industrielles de ces quatre établissements et des eaux ménagères des communes de Gonesse, Arnouville, Bonneuil, Garges, Dugny, la Courneuve, etc. on convient que l'état du Croult, à son entrée à Saint-Denis, est satisfaisant. Ce fait est attesté par une délibération du conseil municipal de Saint-Denis, en date du 20 mai 1870 ; il est prouvé journellement par l'absence des plaintes et par la cessation des procès. Si on parcourt le cimetière de la maison d'éducation de la Légion d'honneur, on voit que jusqu'en 1868 une mortalité considérable régnait chaque année dans cet établissement au mois de juin. Cette mortalité, attribuée à l'action funeste de la rivière par les médecins de cet établissement, a cessé dès que le Croult, assaini, s'est peuplé de poissons, d'herbes vertes et de mollusques.

Depuis 1869, les herbes poussent dans le Croult avec une vigueur telle qu'elles y sont gênantes. Si on ne prend soin de les faucarder constamment, elles encombrent le lit de la rivière, barrent le courant et élèvent le plan d'eau.

En mai 1870, les mesures n'avaient pas encore été prises contre ce développement inattendu des herbes. La rivière s'est obstruée,

[1] Les eaux de cette sucrerie sont assainies maintenant par colmatage sur une prairie drainée. Avant d'être envoyées sur la prairie, les eaux de débourbage déposent dans des fosses la terre et les radicelles qu'elles entraînent. Le dépôt qui se forme dans ces fosses est un amendement précieux pour certaines terres.

le niveau s'est élevé, et la pression de l'eau a déterminé une rupture de berges au lieu dit les *prés de Marville*. Plusieurs escouades d'ouvriers sont occupées pendant tout l'été à faucarder ces herbes et à les rejeter sur le bord. Cependant on doit observer que l'abondance des herbes diminue d'année en année, comme si le limon accumulé pendant douze années d'infection et incomplétement enlevé par les curages commençait à s'épuiser. Ces herbes sont principalement les Charas, les *Myriophyllum*, le Cresson bâtard, et souvent le Cresson de fontaine.

Une végétation aussi forte ne peut manquer de convenir au développement des mollusques; aussi les mollusques sont-ils très-abondants dans le Croult. Les plus abondants sont : *Physa fontinalis, Cyclas cornea, Limnæa ovata, Limnæa stagnalis, Valvata piscinalis,* Pisidies, *Planorbis corneus, Planorbis vortex, Planorbis marginatus.*

Les principaux crustacés sont les Crevettes et les *Cypris faba.*

Les algues du Croult varient avec la qualité des eaux. Dans les derniers mois de la campagne des féculeries et des sucreries, les *Hyphæothrix* dominent. Dès que cette campagne est terminée, les *Spirogyra* leur succèdent; puis on trouve les *Cladophora*, qui ont le diagnose suivant :

« Fila articulata, varie ramosa; cytioderma plerumque crassum, lamellosum; cytioplasma parietale. Propagatio fit zoogonidiis cytioplasmatis divisione simultanea et multipartita ortis, quæ jam intra cellulam matricalem vivide se agitant, postea e cellulæ ruptura apicali vel laterali examinant, ciliis vibratoriis binis vel quaternis prædita sunt, denique sine fecundatione germinant[1]. »

En plusieurs endroits j'ai établi sur le Croult de petites cressonnières; elles me servent de témoins de la qualité de l'eau. Le Cresson vient-il à jaunir, aussitôt on redouble de précautions à la féculerie et à la sucrerie de Gonesse, et, au besoin, on suspend le travail pendant quelques jours pour laisser à la terre drainée le temps de bien s'aérer.

A différentes époques, et en différents points, en 1872 et 1873, j'ai dosé l'oxygène dissous dans le Croult, en employant le procédé par l'hydrosulfite de soude, que nous avons fait connaître, M. Schutzenberger et moi.

[1] Rabenhorst, *Fl. Eur. Alg.* sect. III, p. 333.

OXYGÈNE DISSOUS DANS 1 LITRE D'EAU DU CROULT.

STATIONS.		DATES DES OBSERVATIONS.						
		1872.		1873.				
		3 octobre.	18 décembre.	9 janvier.	15 janvier.	1er mars.	22 mai.	20 septembre.
		cc	cc	cc	cc	cc	cc	cc
Gonesse. . .	avant la féculerie.	7,4	8,0	8,2	8,0	9,0	9,0	9,0
	avant la sucrerie.	5,2	6,2	6,0	6,0	5,0	6,0	6,0
	à la sortie de la ville. . . .	3,2	3,0	3,5	4,5	5,0	5,0	5,2
Arnouville.		3,5	4,0	4,5	5,0	6,0	5,5	4,6
Garges. . . .	à l'entrée.	4,5	6,3	5,5	5,5	8,0	6,5	7,0
	à la sortie.	6,0	8,0	7,0	6,5	9,0	8,0	7,5
Dugny. . . .	moulin Crété de Palluel. .	7,2	8,5	8,0	8,5	9,3	8,4	8,6
	aux pierres de niveau. . . .	5,0	4,5	6,6	6,0	8,6	7,6	8,0
Saint-Denis.	moulin Basset	5,0	5,3	7,0	6,2	9,0	9,5	9,0
	impasse Choizel.	4,2	4,5	5,0	4,5	6,0	7,0	7,0

Le titre de l'oxygène dissous diminue dans la traversée de Gonesse. A partir d'Arnouville, il remonte, et atteint un maximum à Dugny, au moulin de M. Crété de Palluel, où le Croult reçoit la Morée, dont le titre en oxygène dissous varie entre 10cc et 8cc par litre. Un peu plus bas, le Croult reçoit les eaux de la féculerie et de la teinturerie de Dugny; son titre baisse de nouveau. Il se relève dans la partie comprise entre Dugny et Saint-Denis. A l'entrée de Saint-Denis, au moulin Basset, le titre passe par un second maximum. Les usines en aval du moulin Basset abaissent de nouveau le titre dans la traversée du parc de la maison de la Légion d'honneur. Au delà de ce parc, le Croult est abandonné aux 200 établissements industriels établis sur ses bords, et ayant, depuis un temps immémorial, la jouissance de ses eaux. Il est peu intéressant d'y suivre les variations brusques produites par le débouché d'un égout ou d'un puits artésien.

Le succès de mes expériences sur l'assainissement de l'eau de féculerie à Gonesse m'a engagé à répéter les mêmes opérations à la féculerie du Bourget.

Les industriels ne s'accordaient pas au sujet de la théorie des expériences de Gonesse. La plupart en attribuaient le succès à la simple filtration des eaux à travers la terre, et n'admettaient pas la nécessité de l'oxydation.

M. Antheaume, propriétaire de la féculerie du Bourget, était un de ceux qui pensaient que la filtration à travers le sol suffit pour l'épuration. Il avait vu, à Gonesse, combien était considérable la quantité d'eau que les drains pouvaient débiter.

Dans son jardin il installa des drains, distants de 2 mètres et à 50 centimètres de profondeur, sur une surface de 500 mètres carrés. Ce drainage fonctionna pendant la campagne de 1871-1872. L'expérience eut pour résultat de faire mourir de beaux arbres fruitiers, qui furent atteints par l'eau de féculerie. Ces eaux, non oxydées, entraient en putréfaction dans la terre et répandaient une odeur détestable. La rivière la Molette, qui recevait les eaux de colature, resta aussi infecte qu'avant l'emploi du drainage.

Pendant l'été de 1872, M. Antheaume se procura 1 hectare de terrain à 200 mètres de distance, et à un niveau plus élevé que l'usine. On fut obligé d'établir des pompes de refoulement pour envoyer l'eau au terrain par des tuyaux en grès Doulton.

Le terrain a une forme rectangulaire; il est situé au point le plus élevé de la colline sur laquelle le Bourget est bâti. Le sol est sableux, léger, facilement perméable à l'eau.

La féculerie du Bourget, comme celle de Gonesse, peut râper 400 hectolitres de pommes de terre par jour. Le terrain destiné à l'assainissement étant, au Bourget, cinq fois plus grand qu'à Gonesse, il y avait lieu de donner plus d'espacement aux drains. Je fis placer ces drains à 10 mètres de distance les uns des autres et à 1 mètre de profondeur. Je les fis déboucher dans un colateur creusé au milieu du champ.

L'eau de féculerie, amenée par les tuyaux de grès, se répand dans une goulotte en planches qui encadre le terrain. Le mode de distribution de l'eau est réglé de la même façon qu'à Gonesse.

Au commencement de la campagne 1872-1873, deux petits accidents vinrent retarder les expériences. La pompe de refoulement se trouva un peu trop faible pour envoyer sur le terrain la totalité des eaux de la fabrique. Une voiture pesamment chargée fit crever le tuyau de terre au passage d'un chemin vicinal. Ces deux réparations successives firent perdre du temps; l'épuration des eaux ne se fit régulièrement qu'à partir de décembre 1872; l'assainissement de la Molette en fut retardé de deux mois.

J'ai dosé la quantité d'oxygène dissous dans l'eau de la Molette à diverses époques.

Avant d'arriver au Bourget, la Molette ne renferme que 5 à 6 centimètres cubes d'oxygène par litre, à cause du mauvais état du curage, et surtout à cause des eaux vannes qu'elle reçoit souvent de la voirie de Bondy.

OXYGÈNE DISSOUS DANS 1 LITRE D'EAU DE LA MOLETTE.

STATION.	DATES DES OBSERVATIONS.				
	Octobre 1872.	9 janvier 1873.	10 mars 1873.	22 mai 1873.	20 sept. 1873.
Au point où la Molette passe au-dessus de la Vieille-Mer.	$0^{cc},00$	$5^{cc},32$	$8^{cc},00$	$4^{cc},8$	$7^{cc},5$

L'amélioration de la Molette est incontestable. Les *Beggiatoa* y ont complétement disparu à partir du mois de décembre, dès que le drainage de la féculerie du Bourget eut commencé à fonctionner régulièrement. La fabrique de glucose, dont les eaux ne sont pas encore épurées, y fait pousser les *Hypheothrix*, caractéristiques des eaux médiocres, mais éloignées de la fermentation putride.

Les deux expériences de Gonesse et du Bourget prouvent que les eaux de féculerie s'assainissent par le colmatage sur un terrain drainé. L'effet est d'autant meilleur que l'on divise l'eau davantage. Aussi je prie les industriels qui veulent employer mon procédé, d'avoir grand soin de faire tomber l'eau goutte à goutte sur tout le terrain, et d'éviter de former des ruisseaux. Par le moyen des ruisseaux ou rigoles sur un terrain drainé, on a la filtration, mais on n'obtient pas l'oxydation complète, qui me semble indispensable pour l'assainissement.

En un mot, si l'on se propose d'arrêter des matières en suspension, on peut distribuer l'eau par des rigoles. Mais si l'on veut assainir une eau chargée de matières organiques dissoutes, il faut absolument employer le procédé que nous avons établi à Gonesse et au Bourget, c'est-à-dire distribuer l'eau par des gouttières en filets très-minces, et les répandre sur tout le terrain.

Deux autres expériences que j'ai faites, l'une à Crèvecœur, sur des eaux de lavage et de cuisson de têtes de mouton, l'autre à Aubervilliers, sur des eaux de cartonneries, confirment l'exactitude de la règle pratique que je viens d'indiquer.

Nous avons dit que la Molette se jette dans le Rouillon. Le Rouillon se sépare du Croult au trou provendier de Dugny, et reçoit la Molette en amont du moulin Neuf de Stains. Une féculerie établie à Stains y envoie ses eaux en amont du moulin de Romaincourt. Le Rouillon se dirige ensuite vers Saint-Denis; il y pénètre vers la Double-Couronne-du-Nord, et, après avoir fait tourner le moulin de la Truie et les moulins Gémeaux, il se réunit au Croult près du moulin Saint-Pol et de la route de la Briche.

J'ai dosé l'oxgyène dissous dans un litre d'eau du Rouillon en différents points de son cours.

OXYGÈNE DISSOUS DANS 1 LITRE D'EAU DU ROUILLON.

STATIONS.	DATES DES OBSERVATIONS.				
	Octobre 1872.	Janvier 1873.	Mars 1873.	Mai 1873.	Septembre 1873.
Entre Dugny et la jonction de la Molette	5^{cc},0	8^{cc},6	8^{cc},0	8^{cc},0	8^{cc},3
Au moulin Neuf de Stains	3 ,0	6 ,0	8 ,6	7 ,0	6 ,4
A l'entrée de Saint-Denis	0 ,0	2 ,0	3 ,0	5 ,8	5 ,2

La jonction de la Molette abaisse toujours le titre de l'oxygène dissous dans le Rouillon. La féculerie de Stains, quand elle est en activité, abaisse de nouveau le titre de l'oxygène dissous. Aucun travail n'a pu être entrepris pour assainir les eaux de la féculerie de Stains : le manque de terrain en est la seule cause. Cette féculerie est entourée de toute part, et jusqu'à présent aucun voisin ne consent à laisser traverser son patrimoine par des eaux industrielles, pour leur faire gagner un terrain convenable à l'épuration.

La Vieille-Mer coule entre le Croult et le Rouillon. Elle s'est maintenue cette année dans un bon état.

OXYGÈNE DISSOUS DANS 1 LITRE D'EAU DE LA VIEILLE-MER.

STATIONS.	DATES DES OBSERVATIONS.				
	Octobre 1872.	Janvier 1873.	Mars 1873.	Mai 1873.	Septembre 1873.
Au pont de la Molette.......	9^{cc},00	9^{cc},00	10^{cc},00	10^{cc},00	8^{cc},50
A l'entrée de Saint-Denis.....	6 ,66	6 ,66	8 ,00	9 ,00	7 ,50

Le titre en oxygène dissous est toujours plus considérable au pont de la Molette qu'à Saint-Denis. Cela tient à ce que la Vieille-Mer reçoit, dans son trajet, la fontaine Saint-Lucien, dont l'eau reste dormante dans les fossés de Champ-Tourterelle. Elle reçoit aussi un petit embranchement du ru de Montfort. La Vieille-Mer et la fontaine Saint-Lucien n'offrent qu'un intérêt médiocre, ces cours d'eau étant généralement d'une pureté suffisante.

Ru de Montfort. Parmi les établissements qui altéraient le plus le ru de Montfort, on citait toujours en première ligne la cartonnerie d'Aubervilliers. Dans l'examen que j'avais fait des eaux de cette fabrique, en 1869, j'avais constaté la présence du *Bacterium termo.* Il y avait donc urgence à procéder à l'assainissement des eaux de cet établissement.

Les premiers travaux dans ce but furent commencés en juillet 1870. La guerre les arrêta. Ils furent repris et terminés en 1871. M. Marcot et ses deux gendres et associés, MM. Lourdelet et

Schæffer, cherchèrent d'abord à réduire la quantité d'eau qu'ils devaient renvoyer au dehors. Dans ce but, ils firent servir deux fois la même eau à la dilution de la pâte. Ils parvinrent ainsi à n'avoir que 15 mètres cubes à rejeter chaque jour. Je n'avais donc à traiter que 15000 litres d'eau par jour, mais, par compensation, ces eaux étaient chargées à saturation.

Devant l'usine se trouve une grande cour. On pouvait disposer de 900 mètres carrés pour le traitement de l'eau. Je fis placer dans ce terrain 15 drains parallèles, distants les uns des autres de $1^{m},50$. Les drains ont 8 centimètres de diamètre, ils sont à 60 centimètres de profondeur. Parallèlement à ces drains, et à égale distance de deux drains consécutifs, je fis tracer des rigoles dans le sol parfaitement nivelé, avec une pente très-faible. L'eau de la cartonnerie fut envoyée dans ces rigoles. Je ne pouvais pas procéder par dispersion comme à Gonesse et au Bourget. En effet, le travail de la cartonnerie est continu, tandis que la féculerie ne dure que l'hiver. Répandre les eaux concentrées de la cartonnerie sur des plantes cultivées, c'était les faire périr très-probablement. D'un autre côté, ces eaux étaient extrêmement troubles. La filtration m'a semblé plus indispensable que l'oxydation. Je ne pouvais pas descendre les drains plus bas que 60 centimètres, à cause du niveau du ruisseau à la sortie de l'usine. Il fallait absolument éviter d'avoir recours à des machines élévatoires pour relever l'eau au niveau du bief de sortie.

En Angleterre, on place les drains au-dessous des rigoles. Je crois cependant qu'il est préférable de faire alterner les rigoles et les drains. Avec la disposition que je recommande, on augmente la distance que l'eau doit parcourir, on modère l'écoulement, qui a toujours une tendance à être beaucoup trop rapide, et le drain appelle le liquide vers les racines des plantes en culture. Ces racines sont des épurateurs très-actifs. L'infiltration verticale, à la méthode anglaise, ne présente pas ces avantages.

Quand le terrain de la cartonnerie fut ainsi préparé, et qu'on eut ouvert à la sortie des drains un fossé colateur, on commença à distribuer l'eau dans les rigoles. L'infiltration se fit bien, les drains fonctionnèrent régulièrement pendant quelque temps, puis ils cessèrent de donner. Un dépôt considérable de pâte de carton s'était produit dans l'intérieur des drains, bien qu'on ne retrouvât pas de pâte dans la terre que l'eau avait traversée.

En rapprochant ce fait d'autres faits semblables que j'ai observés dans les eaux de féculerie, de photographie et autres, je ne peux l'attribuer qu'à un phénomène de pseudosolution. La pâte de cartonnerie renferme une quantité notable de colle adhérente après les vieux papiers. Tant que ces matières sont en dissolution, elles empêchent la précipitation complète de la cellulose; mais, viennent-elles à être détruites par l'action oxydante des drains, la pâte peut se précipiter et former peu à peu dans les drains les dépôts que nous y avons trouvés. Il a donc fallu chercher et trouver un moyen pratique de détruire cette pseudosolution.

Il y a dans la cour de l'usine une fosse étanche, construite en maçonnerie. Cette fosse avait été prescrite par le conseil d'hygiène et de salubrité du département de la Seine, pour la décantation des eaux de la fabrique. Elle a une capacité de 108 mètres cubes. Nous avons partagé cette fosse en deux parties égales par une solide muraille. Quand une des deux parties est pleine, on y ajoute un hectolitre de chaux, que l'on a éteinte et délayée dans l'eau. On brasse, et on abandonne l'opération à elle-même dans un repos complet. Pendant ce temps, le second bassin se remplit. Il met trois jours à se remplir. Après trois jours de repos, on pompe l'eau du bassin traitée par la chaux. Cette eau est claire, jaune ambré quand il fait froid, verte quand il fait chaud; elle est sans odeur. Au fond du bassin on trouve un dépôt abondant; on recueille ce dépôt. L'analyse a montré qu'il est riche en pâte de carton. MM. Maricot, Lourdelet et Schæffer estiment que l'on retrouve dans cette opération environ 7 p. 0/0 de matière première, de telle sorte que l'exploitation des résidus est assez lucrative pour couvrir largement les frais de l'épuration de l'eau. L'épuration des eaux de cartonnerie, par ma méthode, n'impose aucun sacrifice aux industriels qui veulent bien se donner la peine de la faire, et la meilleure preuve que je puisse en donner, c'est que MM. Maricot et Cie sont parfaitement décidés à continuer l'épuration de leurs eaux, quand même un égout, dont la réalisation est prochaine, viendrait les leur enlever.

L'eau pompée dans le bassin est reçue dans une rigole en béton Coignet que M. Lourdelet fit construire avec le plus grand soin. Sur cette rigole se trouvent quinze petites vannes en bois. On lève celles de ces vannes qui se trouvent en face des raies dans lesquelles on veut envoyer l'eau. Celle-ci s'infiltre lentement dans la terre. Après l'action de la chaux, elle ne renferme plus de pâte, mais elle tient encore en pseudosolution des crasses très-fines qui se précipitent sous l'influence de l'air. En les examinant au microscope, on les voit agitées du mouvement brownien, dont elles donnent un exemple remarquable. Ces parcelles microscopiques, qui se précipitent à l'air, forment dans chaque raie un dépôt, qu'il faut enlever de temps en temps pour empêcher la surface du sol de devenir étanche.

Une culture est évidemment nécessaire pour assainir la terre, en enlevant ce que l'eau de cartonnerie peut lui abandonner. Nous pensions que peu de plantes pourraient s'accommoder de cette eau. Nos appréhensions n'étaient pas fondées. Les ouvriers y ont planté des artichauts, des citrouilles, des haricots, etc. et tout pousse avec une vigueur remarquable.

Ce résultat inattendu s'est expliqué ensuite par l'examen microscopique des eaux de colature. En effet, dans le fossé colateur, l'eau verdit et donne des écumes vertes dont les poules sont très-friandes. Cette matière verte n'est autre chose que des essaims d'Euglènes, nourris par la gélatine provenant des vieux papiers.

On peut maintenant examiner avec la plus scrupuleuse attention tout le ruisseau du Vivier, depuis la cartonnerie jusqu'au ru de Montfort. On n'y trouvera plus de Bactéries. A peine sortie des drains, l'eau peut dissoudre de l'oxygène. Dès la mare d'Aubervilliers, elle tient en dissolution 2 centimètres cubes d'oxygène par litre.

Les Euglènes, abondants à la sortie des drains, font place aux Rotifères et à des larves d'insectes. Tant il est vrai que la matière organisée nourrit les êtres organisés, et que les êtres d'une organisation inférieure sont remplacés par des êtres d'une organisation plus élevée, dès que l'amélioration du milieu le permet.

Sur le ru de Montfort se trouve un autre établissement, signalé maintes fois comme contribuant au mauvais état du ru; je veux parler de l'usine de M. Artus, pour l'exploitation des têtes de mouton.

Les eaux provenant de cette usine renferment de la chaux, du sang, du suint et le débouillage des têtes de mouton. J'ai entrepris l'épuration de ces eaux en suivant toujours le même procédé.

M. Artus acquit en face de son usine un terrain faisant partie d'un établissement de maraîcher. Ce terrain n'est séparé de l'usine que par le ru de Montfort. La terre y est de l'humus pur. Les drains sont placés perpendiculairement au ru de Montfort, qui sert de colateur.

Les eaux industrielles, recueillies dans un réservoir étanche, sont élevées par une pompe et dirigées par des goulottes en bois vers l'extrémité du terrain. Elles s'y répandent dans une rigole parallèle au ru et se divisent dans des raies parallèles aux drains. Ces raies alternent avec les drains, suivant la règle que j'ai expliquée plus haut. Malgré cette disposition, l'absorption est peut-être un peu rapide. Cependant j'ai conseillé de ne pas modifier la disposition actuelle, parce que la terre perdra peut-être plus tard un peu de sa perméabilité.

L'aération du sol par les drains se fait très-bien. A aucune profondeur on ne trouve de trace de fermentation putride, et cependant l'appareil fonctionne depuis plus d'un an.

Le terrain drainé est cultivé en potager. Les eaux industrielles, magnifique engrais liquide, ne touchent jamais les feuilles; elles ne font que baigner les racines. Les résultats sont incontestables. Il suffit, pour s'en convaincre, de comparer les cultures obtenues sans peine par M. Artus avec celles que les maraîchers ses voisins produisent à grand renfort de fumier et d'arrosages.

En 1868, au début de mes recherches, la question de l'assainissement des eaux industrielles et ménagères s'imposait partout, en France et à l'étranger.

On proposait en même temps la décantation, la filtration, l'épuration chimique et l'utilisation agricole. Dans tous les cas où on l'a essayée, l'utilisation agricole s'est affermie de plus en plus, tandis qu'après des expériences dispendieuses, les autres procédés d'épuration ont été reconnus insuffisants.

Depuis un an ou deux, on admet la nécessité du drainage pour clarifier les eaux, pour les diriger et empêcher les infiltrations. A mon avis, le drainage des terrains arrosés par les eaux d'égout est plus utile au point de vue chimique qu'au point de vue mécanique.

C'est ici le point essentiel et fondamental de mes expériences.

Le drainage étant, d'après ma méthode, un agent d'oxydation aussi énergique qu'économique, il est facile aujourd'hui d'assainir les eaux industrielles, de les rendre inoffensives et de faire ainsi disparaître les graves inconvénients qui depuis si longtemps ont appelé les recherches des savants.

FIN.

www.ingramcontent.com/pod-product-compliance
Ingram Content Group UK Ltd.
Pitfield, Milton Keynes, MK11 3LW, UK
UKHW021012200726
13857UKWH00004B/1409